Kochbuch für Teenager

Adventskalender Edition

Teil 2

Weg vom Handy, rein in die Weihnachtsküche

Mit 24 neuen, coolen und easy Rezepten

Alina Bender

Kochbuch für Teenager Adventskalender-Edition
Autorin: Alina Bender
© 1. Auflage 2024
ISBN: 978-3-910277-39-7

GLÜCKSKIND VERLAG

DIESES

Coole

Buch

GEHÖRT

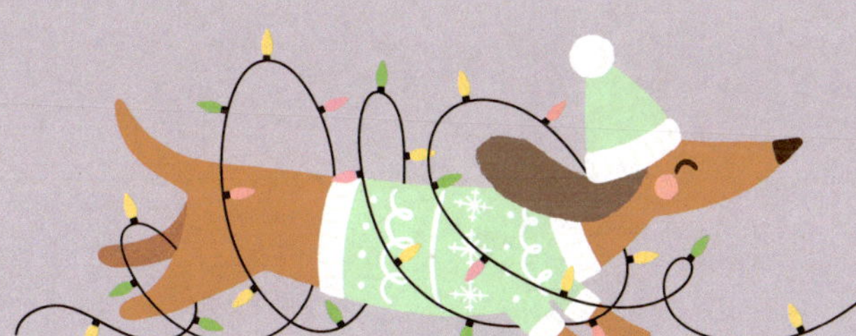

„Entdeckt mit unseren

Koch- & Backtricks

die süße Seite der Adventszeit und zaubert euch, eurer Familie und euren Freunden jeden Tag ein Lächeln auf die Lippen!“

Alina Bender

Inhalt

Die Rezepte

Ein paar Worte an euch

Hey ihr Foodies und Hobbyköche da draußen! Wisst ihr, das war der Hammer! Das „Kochbuch für Teenager – Adventskalender-Edition“ war ein riesiger Erfolg und hat die Küchen vieler Teens in ein festliches Paradies verwandelt. Aber jetzt sind wir zurück mit einem zweiten Teil, der noch mehr coole und easy Rezepte für euch bereithält!

Wir wissen, wie hektisch die Weihnachtszeit sein kann – zwischen dem Schulstress, dem Geschenke besorgen und dem ununterbrochenen Weihnachtsrummel. Aber macht euch keine Sorgen, wir haben genau das Richtige für euch. Wieder mit 24 neuen, super einfachen Rezepten, die euch in den Weihnachtskochzauber versetzen werden.

Dieses Buch ist für alle von euch, die Lust haben, die Küche zu erobern – sei es als Profi oder als Anfänger. Wir haben die schwierigen Rezepte aussortiert und nur die coolsten und einfachsten Leckereien für euch ausgewählt. Keine langen Stunden in der Küche, um eure Familie mit festlichen Köstlichkeiten zu beeindrucken. Hier geht es um Spaß, um leckeres Essen und um das, was Weihnachten wirklich ausmacht – Gemeinschaft und Genuss.

Was erwartet euch in diesem Buch? Kochen, Backen und natürlich geniale Getränke, die eure Geschmacksknospen in Festtagsstimmung versetzen. Wir haben Rezepte ausgewählt, die mit wenigen Zutaten auskommen und euch die Freiheit geben, eure Kreativität auszuleben. Kein Geheimagenten-Wissen nötig, versprochen!

Lasst uns zusammen die Magie der Küche entfesseln und eure Familie und Freunde mit leckeren Überraschungen verzaubern. Ob ihr euch als Chefkoch seht oder eher als Neuling in der Küche – dieses Buch ist euer Ticket zu köstlichen Weihnachtstraditionen, die Spaß machen.

Seid ihr bereit, euch auf eine kulinarische Reise zu begeben? Na dann, Schürzen an, Musik aufdrehen und ran an die Töpfe und Pfannen! Lasst uns Weihnachten rocken, ohne Stress!

Eure Alina Bender

Tipps für ein sicheres und erfolgreiches Kochen und Backen:
Bevor wir richtig loslegen, hier sind ein paar mega wichtige Hacks, um eure Küchenskills auf das nächste Level zu bringen. Wir wollen ja nicht, dass irgendwelche Missgeschicke eure kulinarischen Abenteuer stören, oder?

1. **Safety First, Leute:** Ja, klingt ein bisschen wie eure Eltern, aber hört her: Checkt, welche der Herdplatten genau an sind oder ob ihr den Backofen nach eurem Gourmet-Kuchen auch ausgeschaltet habt. Safety first, und dann könnt ihr den Kochzauber starten!
2. **Klar Schiff:** Kein Witz, ein ordentlicher Arbeitsplatz macht alles leichter. Räumt vorher auf, sodass ihr nicht eure Zutaten suchen müsst wie Indiana Jones auf der Suche nach dem heiligen Kochlöffel.
3. **Abenteuer mit Zutaten:** Gute Zutaten sind das A und O. Checkt, ob ihr alles da habt, bevor ihr loslegt. Nichts ist ärgerlicher als festzustellen, dass das Mehl alle ist, wenn ihr schon mittendrin seid.
4. **Follow the Recipe:** OK, hier ist kein Platz für Improvisation. Befolgt die Rezepte, bis ihr den Dreh raushabt. Dann könnt ihr mit euren eigenen Ideen rumspielen. Variationen wie zusätzliche Zutaten sind aber immer erlaubt!

   Hier noch ein paar Infos zu den Rezepten und den Angaben:
   g bedeutet Gramm
   TL bedeutet Teelöffel
   EL bedeutet Esslöffel

5. **Stay Chill:** Es geht nicht um Highspeed-Kochen. Take it easy und genießt den Prozess. Wenn es mal nicht auf Anhieb klappt, einfach lachen und weitermachen.
6. **Messer-Knowhow:** Scharfe Messer sind cool, aber Finger schneiden ist es nicht. Achtet auf eure Finger, wenn ihr schneidet. Pro-Tipp: Finger sind keine Zutat!
7. **Die Macht des Timers:** Ihr habt eine Eieruhr? Nutzt sie! Verbrannte Plätzchen sind keine gute Sache.
8. **Nix Böses im Ofen lassen:** Wir wissen, Instagram ist verlockend, aber lasst die Küche nicht allein mit eurem Backwerk. Die Piepser eurer Geräte sind die coolsten Alarmglocken.
9. **Sharing is Caring:** Teilt eure Kreationen mit Freunden und Familie. Nicht nur, weil ihr euer Meisterwerk zeigen wollt, sondern auch, um eure harten Geschmacksrichter einzubeziehen.
10. **Spaß und Genuss:** Am Ende des Tages geht‘s ums Genießen. Lasst euch nicht stressen, lacht über die Missgeschicke und habt einfach Spaß in der Küche!

Also, jetzt wo ihr die Basics habt, könnt ihr richtig loslegen. Schwingt die Löffel, schmeißt die Mixer an und rockt die Küche!

1. Dezember

1

Schoko-Kokos-Bällchen

Schoko-Kokos-Bällchen

Hey Leute, seid ihr bereit für eine vorweihnachtliche Geschmacksexplosion? Unsere Schoko-Kokos-Bällchen sind genau das Richtige, um den Dezember gebührend zu starten. Hier ist das easy-peasy Rezept für die leckere Nascherei:

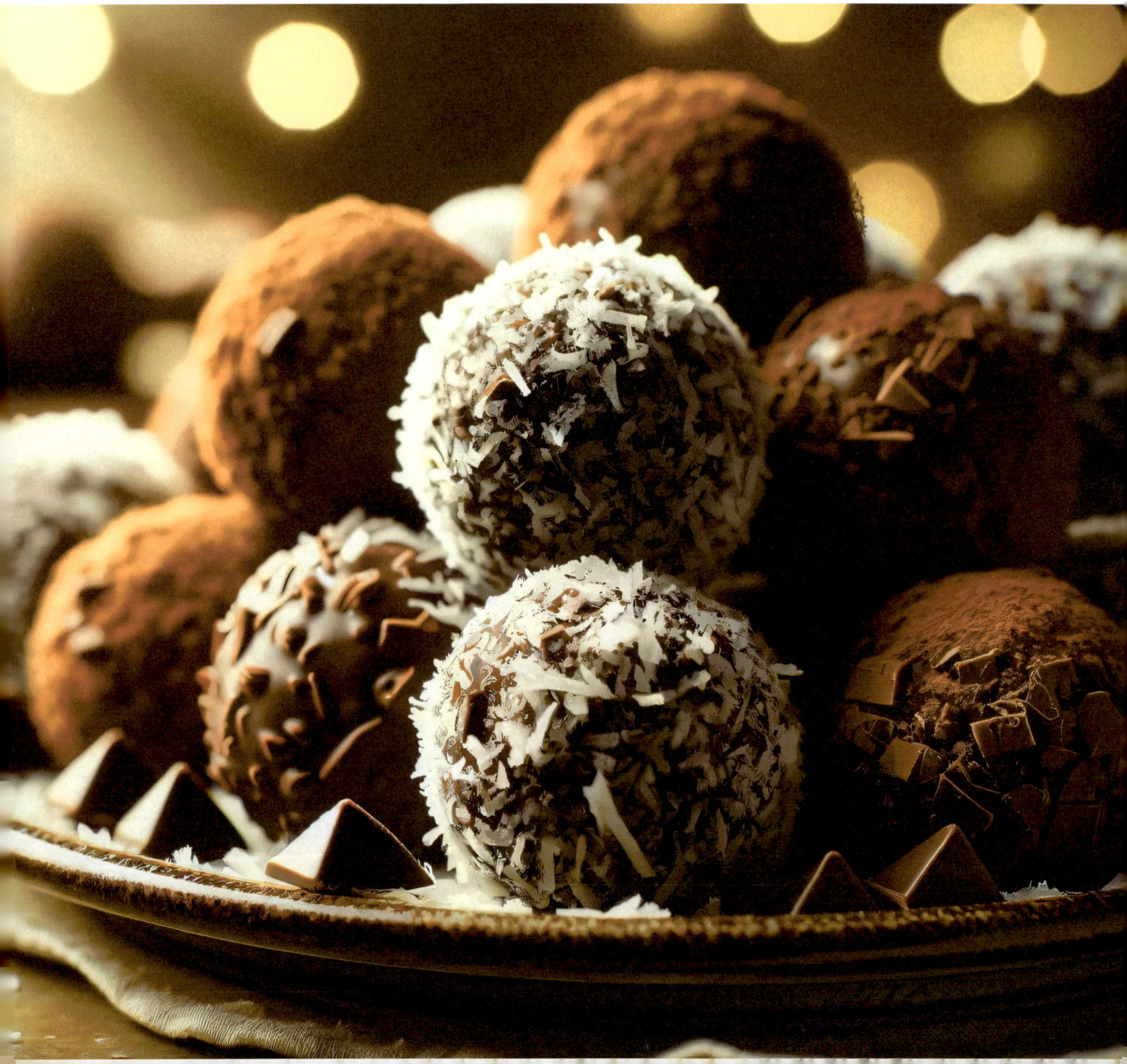

Du brauchst

- 200 g geriebene Kokosflocken
- 200 g Kekse (z. B. Butterkekse oder Vollkornkekse)
- 200 g Schokolade (Milchschokolade oder Zartbitterschokolade)
- 100 g Butter
- 3 Esslöffel Kakaopulver
- 3 Esslöffel Honig oder Ahornsirup
- Kokosflocken oder Kakao zum Wälzen (optional)

01 Zerbröselt die Kekse in eine große Schüssel. Ihr könnt dafür entweder einen Mixer oder einen Gefrierbeutel und ein Nudelholz verwenden oder ganz einfach per Hand zerbröseln.

02 Schmelzt die Schokolade zusammen mit der Butter in einem kleinen Topf bei niedriger Hitze, bis alles geschmolzen und glatt ist.

03 Gebt die geschmolzene Schokoladenmischung zu den zerkleinerten Keksen in die Schüssel. Fügt die geriebenen Kokosflocken, das Kakaopulver und den Honig oder Ahornsirup hinzu. Vermischt alles gründlich, bis eine gleichmäßige Masse entsteht.

04 Formt aus der Masse kleine Bällchen mit den Händen. Drückt sie fest zusammen, damit sie nicht auseinanderfallen.

05 Ihr könnt die Bällchen optional in zusätzlichen Kokosflocken oder Kakao wälzen, um ihnen einen extra Geschmack zu verleihen.

06 Stellt die fertigen Schoko-Kokos-Bällchen für mindestens 30 Minuten in den Kühlschrank, damit sie fest werden.

07 Eure köstlichen Schoko-Kokos-Bällchen sind nun bereit zum Naschen! Serviert sie als süßen Snack oder als Dessert.

Voilà, eure eigenen Schoko-Kokos-Kreationen sind bereit zum Naschen! Schnappt sie euch und taucht ein in den Geschmacksrausch! Lasst es euch schmecken und genießt euren süßen Moment! 🍫🥥

2. Dezember

Weihnachtlicher Fruchtsalat mit Zimt

Weihnachtlicher Fruchtsalat mit Zimt

Yo Leute, checkt mal diesen fetten weihnachtlichen Fruchtsalat mit Zimt! Der ist so krass lecker und total easy zu machen.

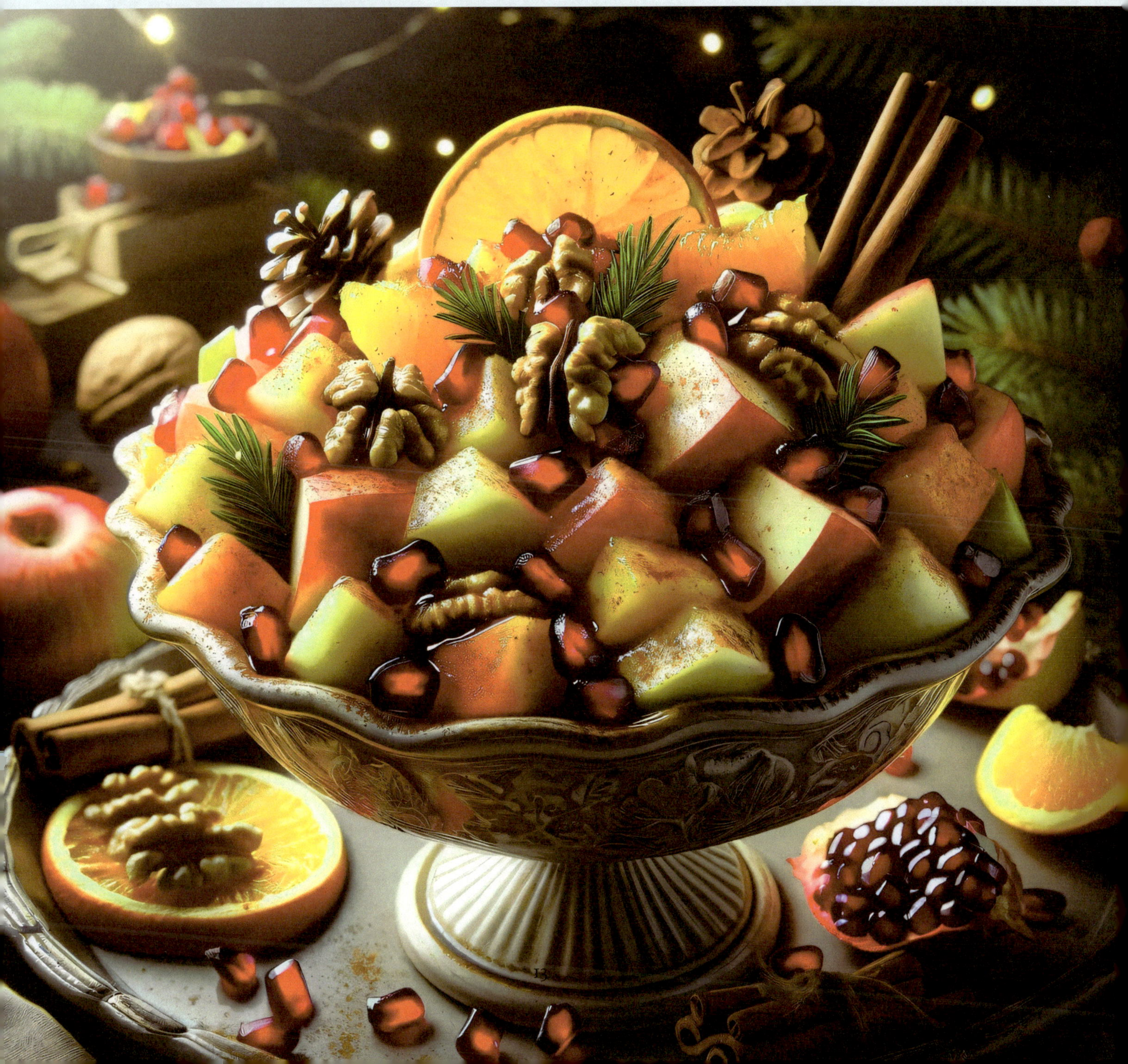

Du brauchst

2 Äpfel, gewürfelt

2 Birnen, gewürfelt

1 Granatapfel, Kerne rausgeholt (gibt es auch fertig zu kaufen)

2 Orangen, filetiert und in Stücke geschnitten

1 Handvoll Walnüsse, grob gehackt

1 Handvoll getrocknete Cranberrys

Saft von 1 Zitrone

2 EL Honig

1 TL Zimtpulver

1 Prise gemahlener Nelken (bei Bedarf)

1 Prise gemahlener Ingwer (bei Bedarf)

01 Äpfel und Birnen waschen, optional schälen und in kleine Würfel schneiden. Granatapfelkerne rauspulen. Orangen filetieren und in Stücke schneiden. Alle vorbereiteten Früchte in eine große Salatschüssel geben.

02 Zitronensaft, Honig, Zimtpulver, gemahlene Nelken und gemahlenen Ingwer in einer kleinen Schüssel gut mischen, bis der Honig sich auflöst.

03 Dressing über die Früchte in der Salatschüssel gießen und alles vorsichtig vermengen, bis die Früchte gleichmäßig mit dem Dressing bedeckt sind.

04 Grob gehackte Walnüsse und getrocknete Cranberrys zum Salat geben und sanft untermischen.

05 Den Salat mindestens eine Stunde in den Kühlschrank stellen, damit sich die Aromen richtig verbinden können.

06 Vor dem Servieren den Salat nochmal vorsichtig durchmischen. Optional könnt ihr den Salat mit ein paar frischen Minzblättern pimpen.

Dieser weihnachtliche Fruchtsalat mit Zimt bringt frischhen Flavour auf euren Festtagstisch und ist eine mega Ergänzung zu jedem Weihnachtsmenü. Die Mischung aus süßen Früchten, Zimt und dem Crunch der Nüsse macht ihn zu einem echten Highlight. 🎄🍊

3. DEZEMBER

KNUSPRIGE BLÄTTERTEIG-SCHNECKEN MIT PESTO

Knusprige Blätterteig-Schnecken mit Pesto

Hey Leute, seid ihr ready für einen knusprigen Geschmackskick? Unsere Blätterteig-Schnecken mit Pesto sind der absolute Hit und easy gemacht. Checkt hier das Rezept.

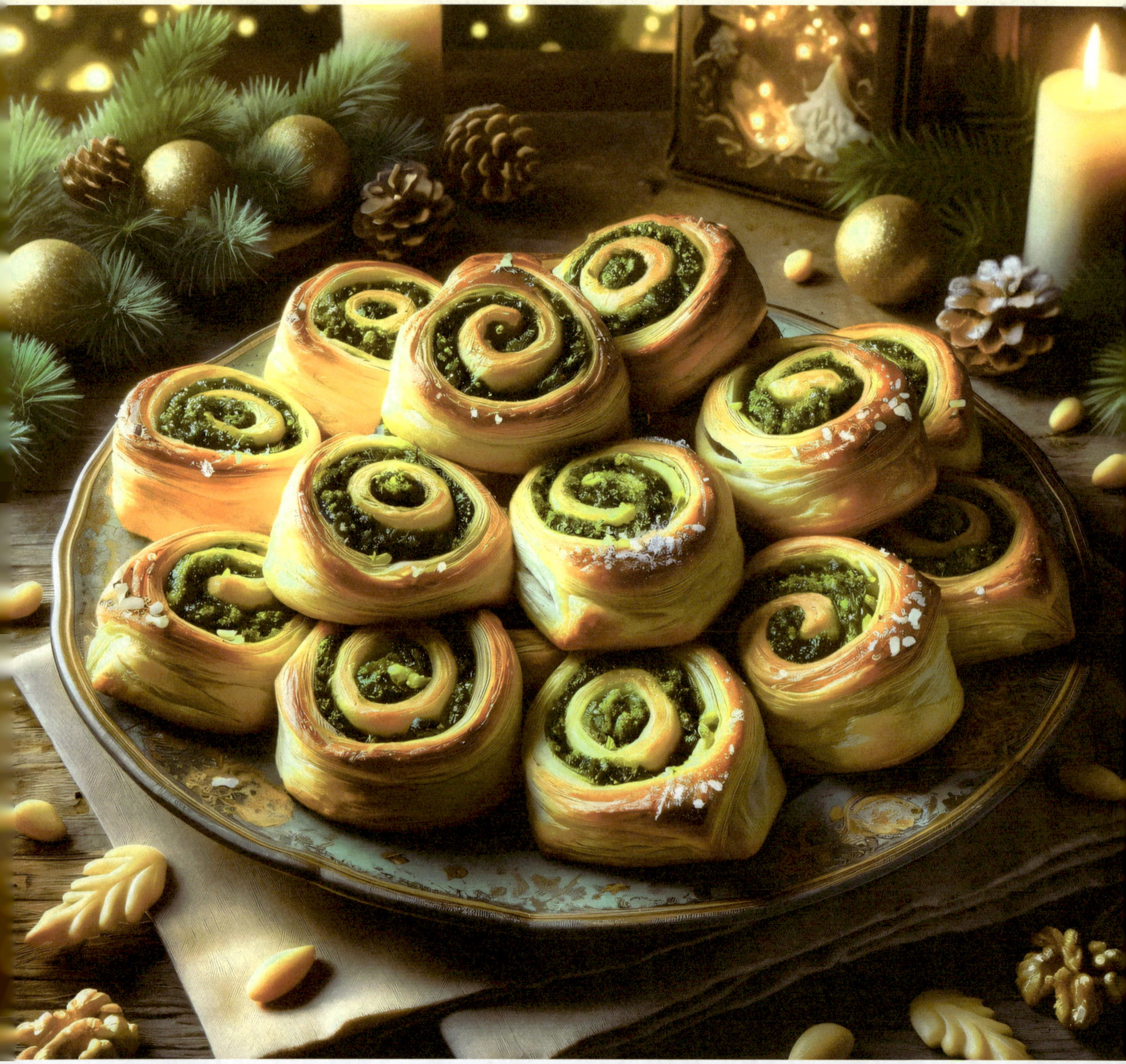

Du brauchst

1 Rolle Blätterteig (aus dem Kühlregal)

4 Esslöffel Pesto (aus dem Glas oder selbstgemacht)

50 g geriebener Parmesan

1 Ei, verquirlt

Optional: Pinienkerne oder gehackte Walnüsse

01 Heizt den Ofen auf 200 Grad Celsius (Umluft) vor. Legt ein Backblech mit Backpapier aus.

02 Rollt den Blätterteig auf einer sauberen Arbeitsfläche aus. Bestreicht ihn gleichmäßig mit Pesto.

03 Verteilt den geriebenen Parmesan gleichmäßig über dem Pesto. Wenn ihr mögt, könnt ihr jetzt noch Pinienkerne oder gehackte Walnüsse darauf streuen.

04 Rollt den Blätterteig von der langen Seite her auf, sodass eine lange Rolle entsteht.

05 Schneidet die Rolle in etwa 1 cm dicke Scheiben. Legt die Scheiben mit etwas Abstand auf das vorbereitete Backblech.

06 Bestreicht die Schnecken mit dem verquirlten Ei und backt sie im vorgeheizten Ofen für ca. 12-15 Minuten, bis sie goldbraun und knusprig sind.

07 Nehmt die knusprigen Blätterteig-Schnecken aus dem Ofen und lasst sie kurz abkühlen. Jetzt könnt ihr sie genießen, am besten noch warm servieren.

So einfach, so lecker! Eure eigenen Blätterteig-Schnecken mit Pesto sind ready to eat und werden euch mit ihrem knusprigen Geschmack umhauen! Greift zu und lasst es euch schmecken! 🥐🌿

4. Dezember

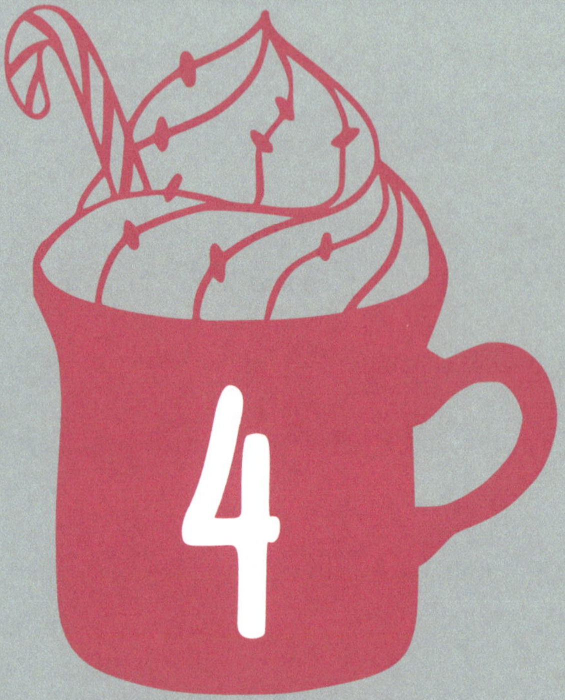

Würzige Ofenkartoffeln mit Knoblauch-Dip

WÜRZIGE OFENKARTOFFELN MIT KNOBLAUCH-DIP

Hey Foodies, bereit für eine Geschmacksexplosion in eurem Mund? Unsere würzigen Ofenkartoffeln mit Knoblauch-Dip sind nicht nur easy zu machen, sondern auch mega lecker. Check it out!

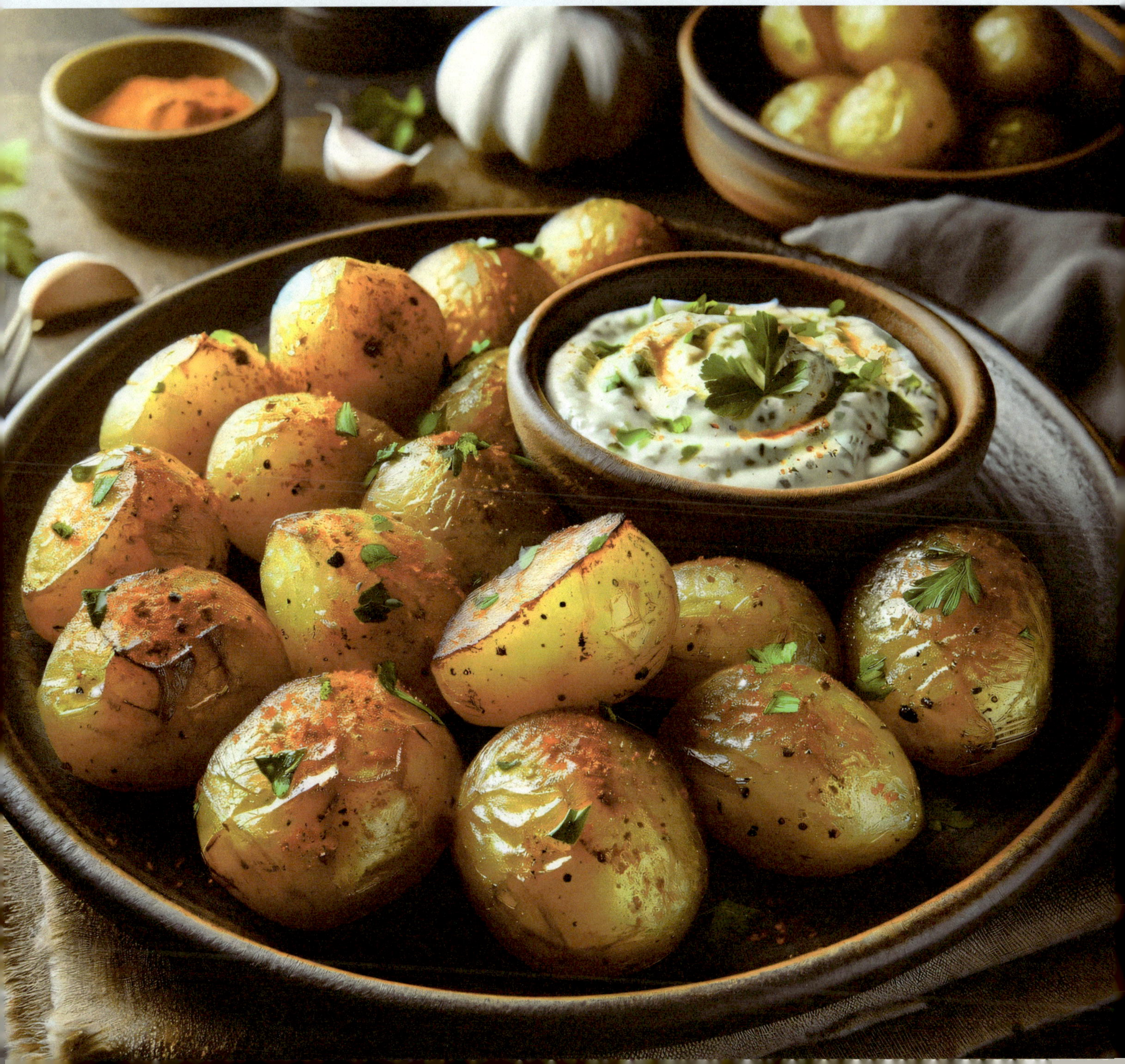

DU BRAUCHST

Zutaten für die Kartoffeln:

500 g kleine Kartoffeln, halbiert

2 EL Olivenöl

1 TL Paprikapulver

1 TL Knoblauchpulver

Salz und Pfeffer nach Geschmack

Frische Petersilie zum Garnieren

Zutaten für den Knoblauch-Dip:

150 g griechischer Joghurt

2 Knoblauchzehen, gehackt

Saft einer halben Zitrone

Salz und Pfeffer nach Geschmack

01 Heizt den Ofen auf 200 Grad Celsius (Umluft) vor und legt ein Backblech mit Backpapier aus.

02 Wascht die Kartoffeln gründlich und halbiert sie. Gebt die halbierten Kartoffeln in eine große Schüssel.

03 Gebt das Olivenöl, Paprikapulver, Knoblauchpulver, Salz und Pfeffer zu den Kartoffeln und vermengt alles gut, sodass die Kartoffeln gleichmäßig mit den Gewürzen bedeckt sind.

04 Verteilt die gewürzten Kartoffeln gleichmäßig auf dem vorbereiteten Backblech, mit der Schnittseite nach unten.

05 Backt die Kartoffeln im vorgeheizten Ofen für ca. 25-30 Minuten, bis sie goldbraun und knusprig sind.

06 Während die Kartoffeln im Ofen sind, könnt ihr den Knoblauch-Dip zubereiten. Dazu einfach den griechischen Joghurt, gehackten Knoblauch, Zitronensaft, Salz und Pfeffer in einer kleinen Schüssel vermengen.

07 Nehmt die knusprigen Ofenkartoffeln aus dem Ofen und garniert sie mit frischer Petersilie. Serviert sie mit dem leckeren Knoblauch-Dip.

So einfach, so lecker! Eure eigenen würzigen Ofenkartoffeln mit Knoblauch-Dip sind ready to eat und werden euch mit ihrem Geschmack umhauen! Greift zu und genießt gemeinsam die mega Mahlzeit! 🥔 🍴

5. Dezember

5

Schokoladen-Bananen-Smoothie

Schokoladen-Bananen-Smoothie

Hey Leute, seid ihr bereit für einen Smoothie, der euch umhauen wird? Unser Schokoladen-Bananen-Smoothie ist der perfekte Energieschub für euren Tag. Hier ist das super einfache Rezept.

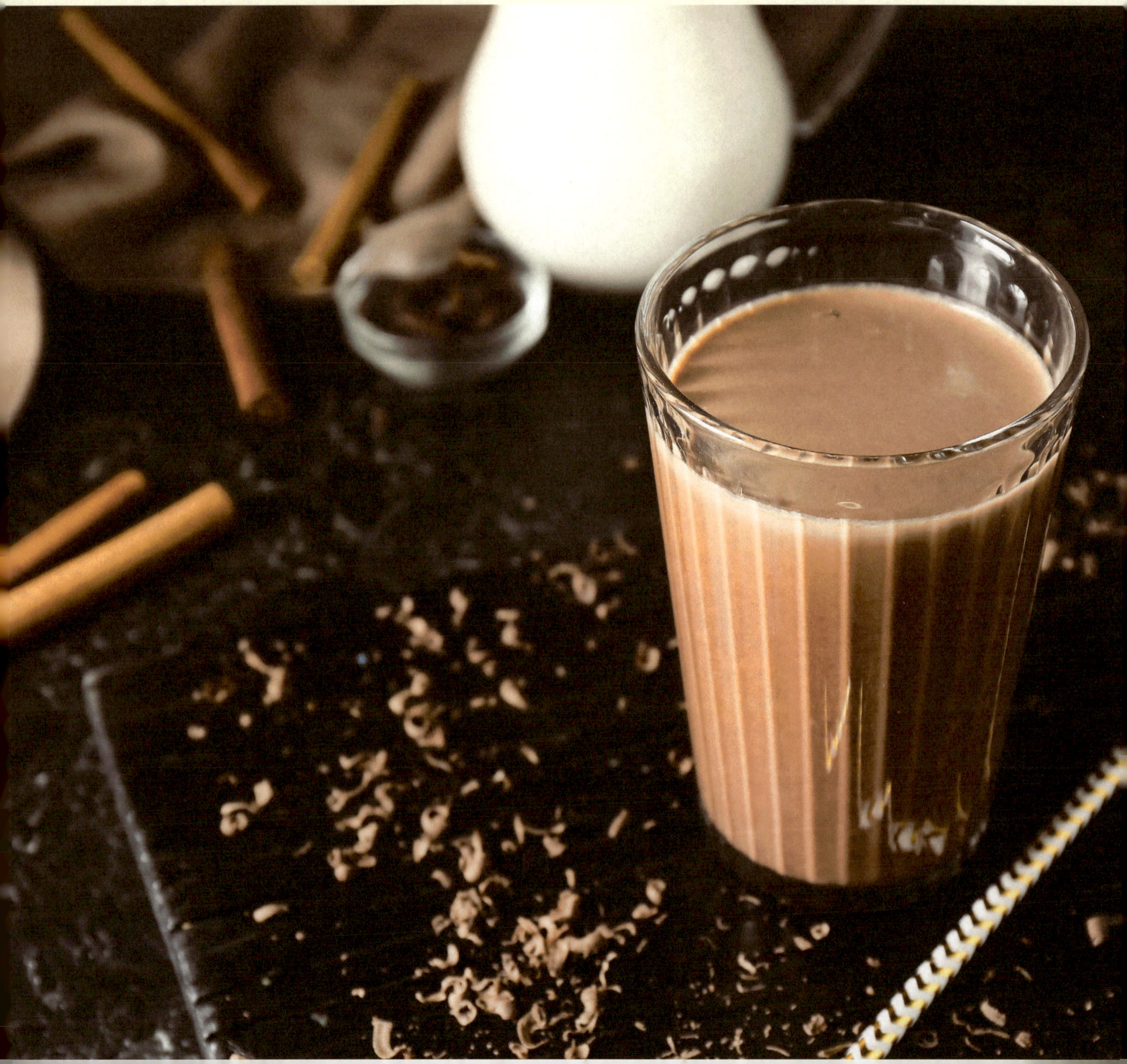

DU BRAUCHST

2 reife Bananen, geschält und in Stücke geschnitten

2 EL Kakaopulver

250 ml Milch (oder pflanzliche Milch für die Veganer unter euch)

1 EL Honig oder Ahornsirup (optional, je nachdem wie süß ihr es mögt)

Ein paar Eiswürfel

01 Schält die Bananen und schneidet sie in Stücke.

02 Gebt die Bananenstücke, Kakaopulver, Milch und optional den Honig oder Ahornsirup in einen Mixer.

03 Mixt alles zusammen, bis eine cremige Konsistenz entsteht und keine Stücke mehr vorhanden sind.

04 Gebt ein paar Eiswürfel hinzu und mixt noch einmal kurz, bis der Smoothie schön gekühlt ist.

05 Gießt den Schokoladen-Bananen-Smoothie in Gläser und serviert ihn sofort.

So einfach, so lecker! Euer eigener Schokoladen-Bananen-Smoothie ist bereit, euch mit seinem köstlichen Geschmack zu verwöhnen. Schnappt euch ein Glas und genießt den cremigen Genuss! 🍌🍫

6. Dezember

6

Kartoffel-Rösti mit Joghurt-Dip

Kartoffel-Rösti mit Joghurt-Dip

Hey Leute, seid ihr bereit für einen absoluten Klassiker, der euch umhauen wird? Unsere Kartoffel-Rösti mit Joghurt-Dip sind nicht nur super lecker, sondern auch total einfach zuzubereiten.

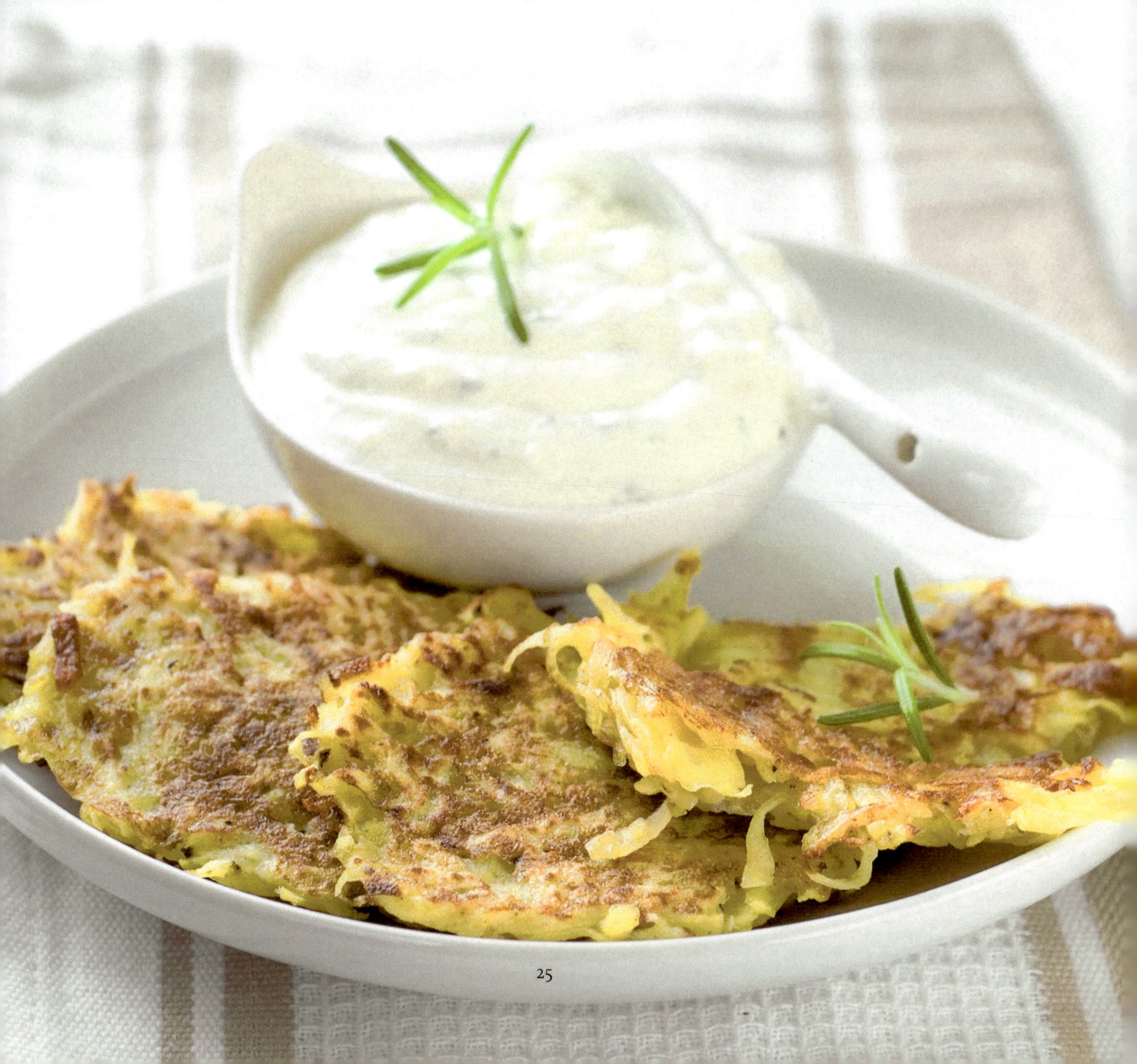

Du brauchst

- 4 große Kartoffeln, geschält und grob gerieben
- 1 Zwiebel, fein gehackt
- 2 EL Mehl
- Salz und Pfeffer nach Geschmack
- 2 EL Öl zum Braten

- 200 g griechischer Joghurt
- 1 Knoblauchzehe, fein gehackt
- 1 EL frische Petersilie, gehackt
- Saft einer halben Zitrone
- Salz und Pfeffer nach Geschmack

01 Schält die Kartoffeln und reibt sie grob. Drückt überschüssige Flüssigkeit heraus, indem ihr die Kartoffeln in ein sauberes Geschirrtuch gebt und auspresst.

02 Gebt die geriebenen Kartoffeln in eine Schüssel. Fügt die gehackte Zwiebel, das Mehl, Salz und Pfeffer hinzu. Macht euch keine Sorgen, wenn die Mischung etwas feucht ist, das macht die Rösti schön saftig.

03 Teilt die Kartoffelmischung in vier Portionen auf und formt daraus flache Rösti-Patties. In einer kleinen Schüssel den griechischen Joghurt mit Knoblauch, Petersilie, Zitronensaft, Salz und Pfeffer vermischen.

04 Erhitzt das Öl in einer Pfanne bei mittlerer Hitze. Legt die Rösti-Patties in die Pfanne und bratet sie etwa 5-7 Minuten pro Seite goldbraun und knusprig.

05 Nehmt die Rösti aus der Pfanne und serviert sie mit dem leckeren Joghurt-Dip.

So einfach, so lecker! Eure eigenen Kartoffel-Rösti mit Joghurt-Dip sind bereit, euch mit ihrem köstlichen Geschmack zu verwöhnen. Schnappt euch eine Gabel und genießt diese klassische Köstlichkeit! 🥔🥣

7. Dezember

Weihnachtliches Bananenbrot mit Nüssen

WEIHNACHTLICHES BANANENBROT MIT NÜSSEN

Hey Leute, seid ihr bereit für einen köstlichen weihnachtlichen Leckerbissen? Dieses saftige und aromatische Bananenbrot ist vollgepackt mit winterlichen Aromen und wird euer Zuhause mit einem herrlichen Duft von Zimt und Nüssen erfüllen. Perfekt für gemütliche Abende am Kamin oder als Leckerei für Weihnachtsfeiern mit Familie und Freunden.

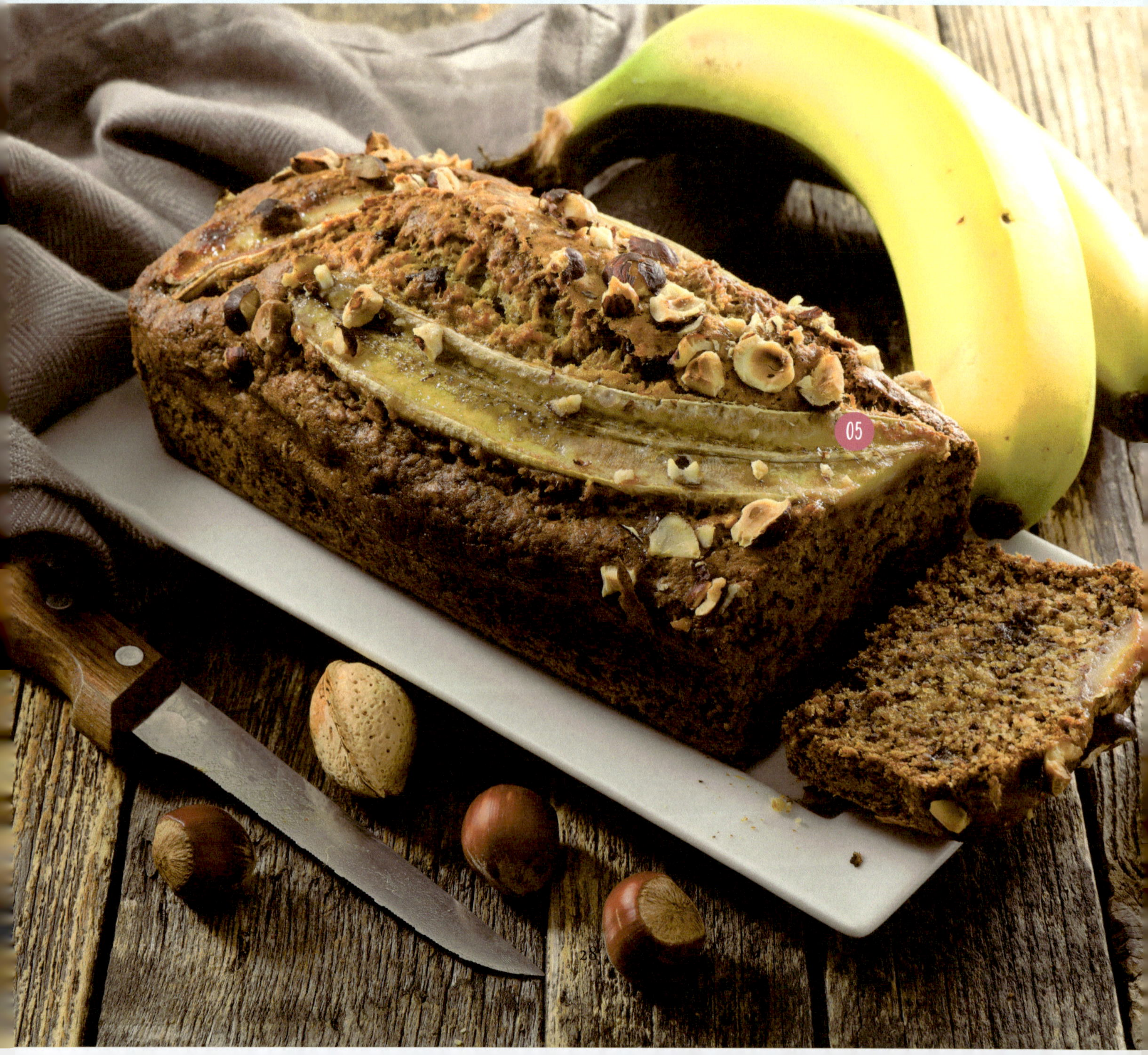

05

Du brauchst

3 reife Bananen

2 Eier

150 g brauner Zucker

120 ml Pflanzenöl

1 TL Vanilleextrakt

200 g Mehl

1 TL Backpulver

1 TL Zimt

1/2 TL gemahlener Ingwer

Eine Prise Salz

100 g gehackte Nüsse (z. B. Walnüsse oder Pekannüsse)

Optional: 50 g Schokoladenstückchen

01 Den Ofen auf 180°C vorheizen und eine Kastenform einfetten oder mit Backpapier auslegen.

02 Die Bananen in einer Schüssel mit einer Gabel zerdrücken, bis sie eine glatte Masse ergeben.

03 Die Eier und den braunen Zucker hinzufügen und gut verrühren, bis alles gut kombiniert ist.

04 Das Pflanzenöl und den Vanilleextrakt dazugeben und erneut verrühren.

05 In einer separaten Schüssel das Mehl, Backpulver, Zimt, gemahlenen Ingwer und Salz vermischen.

06 Die trockenen Zutaten nach und nach zu den feuchten Zutaten geben und vorsichtig vermengen, bis ein gleichmäßiger Teig entsteht.

07 Die gehackten Nüsse und die Schokoladenstückchen (falls verwendet) unter den Teig heben.

08 Den Teig gleichmäßig in die vorbereitete Kastenform gießen und glattstreichen. Optional weitere Nüsse oben auf den Teig legen.

09 Das Bananenbrot im vorgeheizten Ofen etwa 50-60 Minuten backen, bis es goldbraun ist und ein Zahnstocher, der in die Mitte gesteckt wird, sauber herauskommt.

10 Das Bananenbrot aus dem Ofen nehmen und etwa 10 Minuten in der Form abkühlen lassen, bevor es auf einem Kuchengitter vollständig auskühlt.

11 In Scheiben schneiden und servieren. Genießt euer weihnachtliches Bananenbrot mit Nüssen als köstlichen Snack oder zum Frühstück!

Lasst euch von diesem saftigen und aromatischen Bananenbrot in weihnachtliche Stimmung versetzen und teilt es mit euren Liebsten während der Festtage! 🍌🎄

8. Dezember

Gebackene Süßkartoffel-Pommes mit Dip

Gebackene Süßkartoffel-Pommes mit Dip

Hey Leute, Lust auf eine knusprige und gesunde Alternative zu normalen Pommes? Unsere gebackenen Süßkartoffel-Pommes sind genau das Richtige für euch! Hier ist das einfache Rezept.

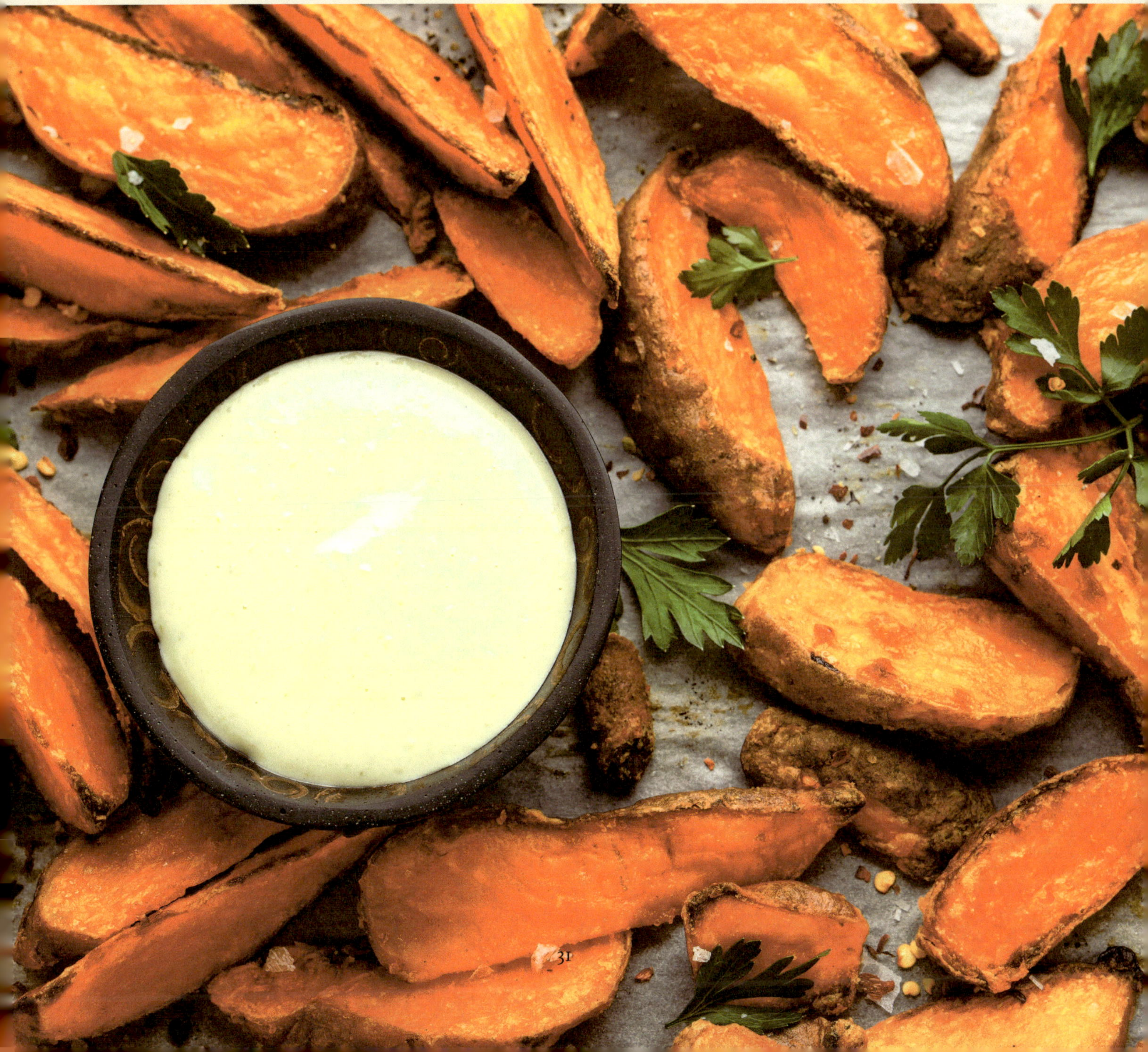

Du brauchst

2 große Süßkartoffeln

2 EL Olivenöl

1 TL Paprikapulver

1 TL Knoblauchpulver

Salz und Pfeffer nach Geschmack

Frischer Schnittlauch oder Petersilie zum Garnieren

Für den Dip:

½ Tasse griechischer Joghurt

1 TL Honig

1 TL Dijon-Senf

1 TL Zitronensaft

Salz und Pfeffer nach Geschmack

01 Heizt den Backofen auf 220 Grad Celsius vor und legt ein Backblech mit Backpapier aus.

02 Schält die Süßkartoffeln und schneidet sie in gleichmäßige Streifen, etwa 1 cm dick.

03 Gebt die Süßkartoffelstreifen in eine große Schüssel und beträufelt sie mit Olivenöl. Bestreut sie dann mit Paprikapulver, Knoblauchpulver, Salz und Pfeffer. Vermischt alles gut, damit die Gewürze gleichmäßig verteilt sind.

04 Legt die gewürzten Süßkartoffelstreifen auf das vorbereitete Backblech in einer einzigen Schicht. Backt sie im vorgeheizten Ofen für etwa 20-25 Minuten, bis sie goldbraun und knusprig sind. Dreht sie gegebenenfalls einmal während des Backens um, damit sie gleichmäßig bräunen.

05 Während die Pommes backen, könnt ihr den Dip vorbereiten. Dazu einfach alle Zutaten für den Dip in einer kleinen Schüssel vermengen und gut verrühren.

06 Nehmt die gebackenen Süßkartoffel-Pommes aus dem Ofen und lasst sie kurz abkühlen. Serviert sie heiß mit dem cremigen Joghurt-Dip und garniert sie mit frischem Schnittlauch oder Petersilie.

So gesund und so lecker! Diese gebackenen Süßkartoffel-Pommes sind der perfekte Snack für gemütliche Abende oder als Beilage zu euren Lieblingsgerichten. Knusprig von außen, zart von innen - ein Genuss für jeden Geschmack!

9. Dezember

9

Lebkuchen-Pancakes mit Ahornsirup

Lebkuchen-Pancakes mit Ahornsirup

Hey Foodies, seid ihr bereit für ein himmlisches Frühstück, das euch den Duft von Weihnachten direkt ins Haus zaubert? Unsere Lebkuchen-Pancakes mit Ahornsirup sind genau das Richtige, um den Tag festlich zu beginnen! Mit ihrer würzigen Lebkuchen-Note und dem süßen Ahornsirup sind sie der perfekte Start in die Adventszeit.

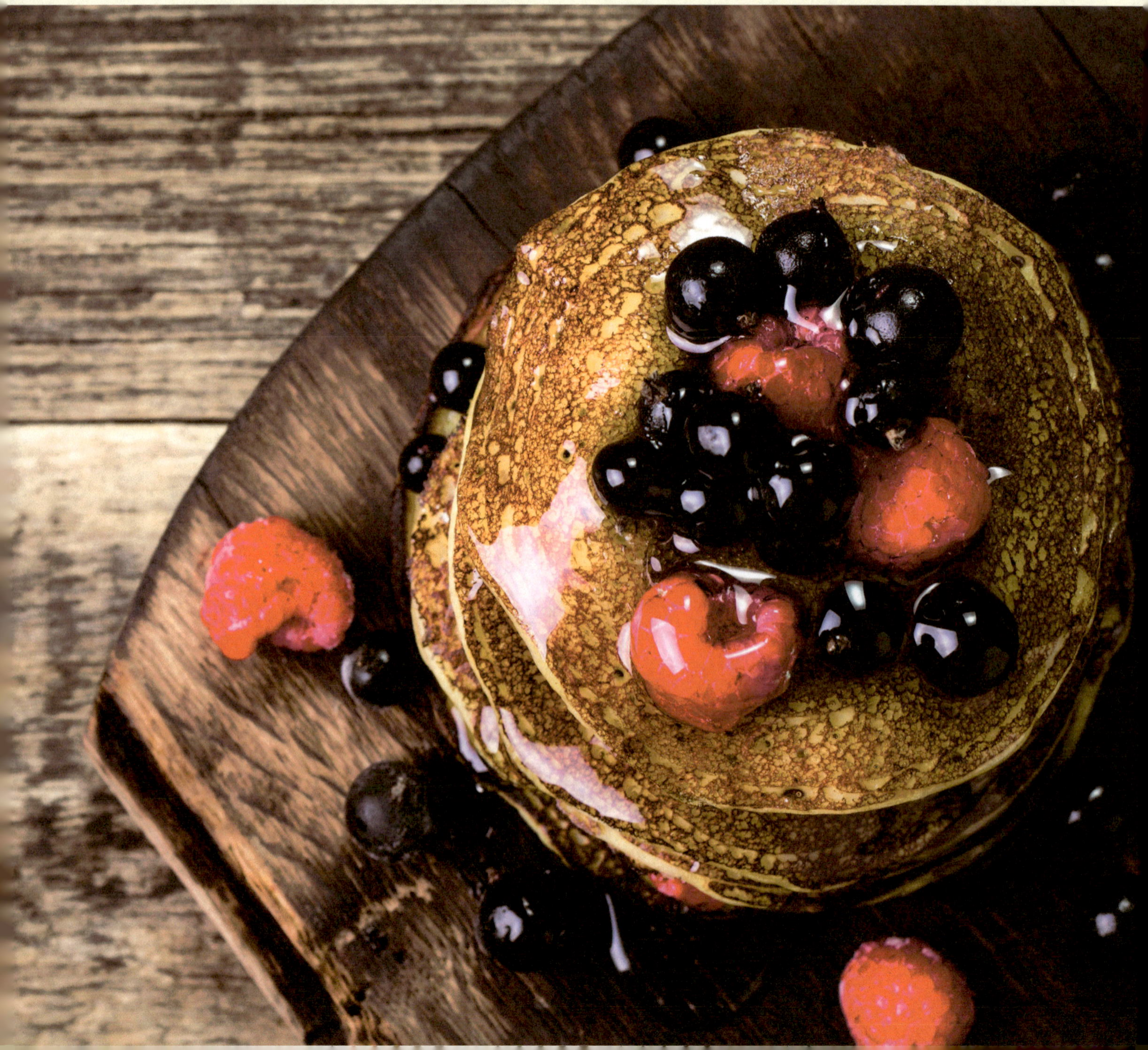

Du brauchst

1 Tasse Mehl
1 Esslöffel Zucker
1 Teelöffel Backpulver
1/2 Teelöffel gemahlener Zimt
1/4 Teelöffel gemahlener Ingwer
Eine Prise Salz
1 Ei
3/4 Tasse Milch
2 Esslöffel geschmolzene Butter
Ahornsirup zum Servieren

01 In einer Schüssel Mehl, Zucker, Backpulver, Zimt, Ingwer und Salz vermengen.

02 In einer anderen Schüssel das Ei leicht verquirlen und dann die Milch und geschmolzene Butter hinzufügen. Gut verrühren.

03 Die feuchten Zutaten zu den trockenen Zutaten geben und zu einem glatten Teig verrühren.

04 Eine Pfanne bei mittlerer Hitze erhitzen und leicht einfetten.

05 Jeweils etwa 1/4 Tasse Teig in die Pfanne geben und zu runden Pancakes formen.

06 Die Pancakes von beiden Seiten goldbraun backen, etwa 2-3 Minuten pro Seite.

07 Die fertigen Pancakes mit Ahornsirup beträufeln und servieren. Für zusätzlichen Genuss könnt ihr die Pancakes mit geriebener Orangenschale bestreuen oder mit frischen Beeren garnieren.

Da habt ihr‘s, eure eigenen Lebkuchen-Pancakes, die euch den Tag versüßen und euch in Weihnachtsstimmung bringen werden! Genießt sie mit einem großzügigen Schuss Ahornsirup und lasst euch von ihrem köstlichen Geschmack verwöhnen. Ein festliches Frühstück, das euch den Start in den Tag versüßt und euch auf die schönste Zeit des Jahres einstimmt. Guten Appetit und eine zauberhafte Adventszeit! 🎅🥞

10. DEZEMBER

ORANGEN-PUNSCH MIT GEWÜRZEN

Orangen-Punsch mit Gewürzen

Hey Leute, Lust auf einen wärmenden Drink, der euch richtig in Weihnachtsstimmung versetzt? Unser Orangen-Punsch mit Gewürzen ist genau das Richtige, um euch an kalten Wintertagen aufzuwärmen. Hier ist das Rezept:

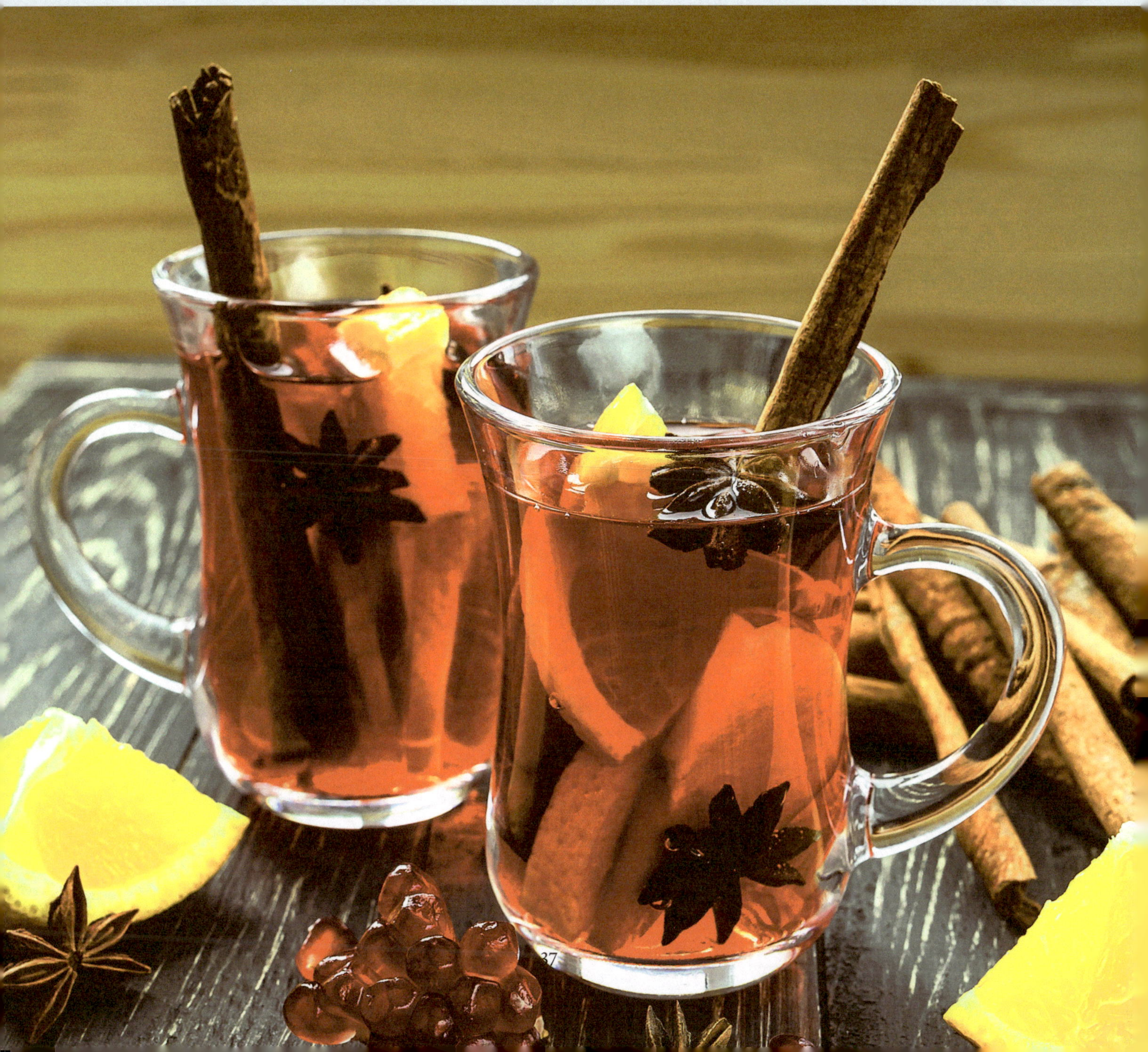

Du brauchst

4 Tassen Orangensaft (frisch gepresst oder aus der Packung)

2 Tassen Apfelsaft

4 Nelken

2 Zimtstangen

4 Sternanis

2 Esslöffel Honig (nach Geschmack)

1 Orange, in Scheiben geschnitten (zum Garnieren)

Optional: Zitronenscheiben zum Garnieren

01 Nehmt einen großen Topf und gebt den Orangensaft, Apfelsaft, Nelken, Zimtstangen und Sternanis hinein.

01 Bringt die Mischung langsam zum Kochen und reduziert dann die Hitze, um sie etwa 10-15 Minuten sanft köcheln zu lassen. Dadurch können sich die Aromen der Gewürze gut entfalten.

01 Rührt den Honig in den heißen Punsch ein und lasst ihn sich vollständig auflösen. Probiert den Punsch und fügt bei Bedarf mehr Honig hinzu, um die Süße anzupassen.

01 Nehmt den Topf vom Herd und gießt den Orangen-Punsch durch ein feines Sieb, um die Gewürze zu entfernen. Gießt den Punsch in hitzebeständige Gläser oder Tassen.

01 Garniert den Orangen-Punsch mit frischen Orangen- und Zitronenscheiben, um ihm einen extra Frischekick zu verleihen.

Mit unserem Orangen-Punsch könnt ihr euch an kalten Wintertagen so richtig schön aufwärmen und dabei den herrlichen Geschmack von Weihnachten genießen. Die aromatischen Gewürze und der fruchtige Orangensaft machen diesen Punsch zu einem echten Genuss. Probiert ihn aus und lasst euch von seiner wohltuenden Wirkung verzaubern!

11. DEZEMBER

FEINE PILZCREMESUPPE

Feine Pilzcremesuppe

Hey Leute, Lust auf eine wärmende und cremige Suppe, die euch richtig gut durch die kalten Tage bringt? Unsere Feine Pilzcremesuppe ist genau das Richtige, um euch in der Winterzeit zu verwöhnen.

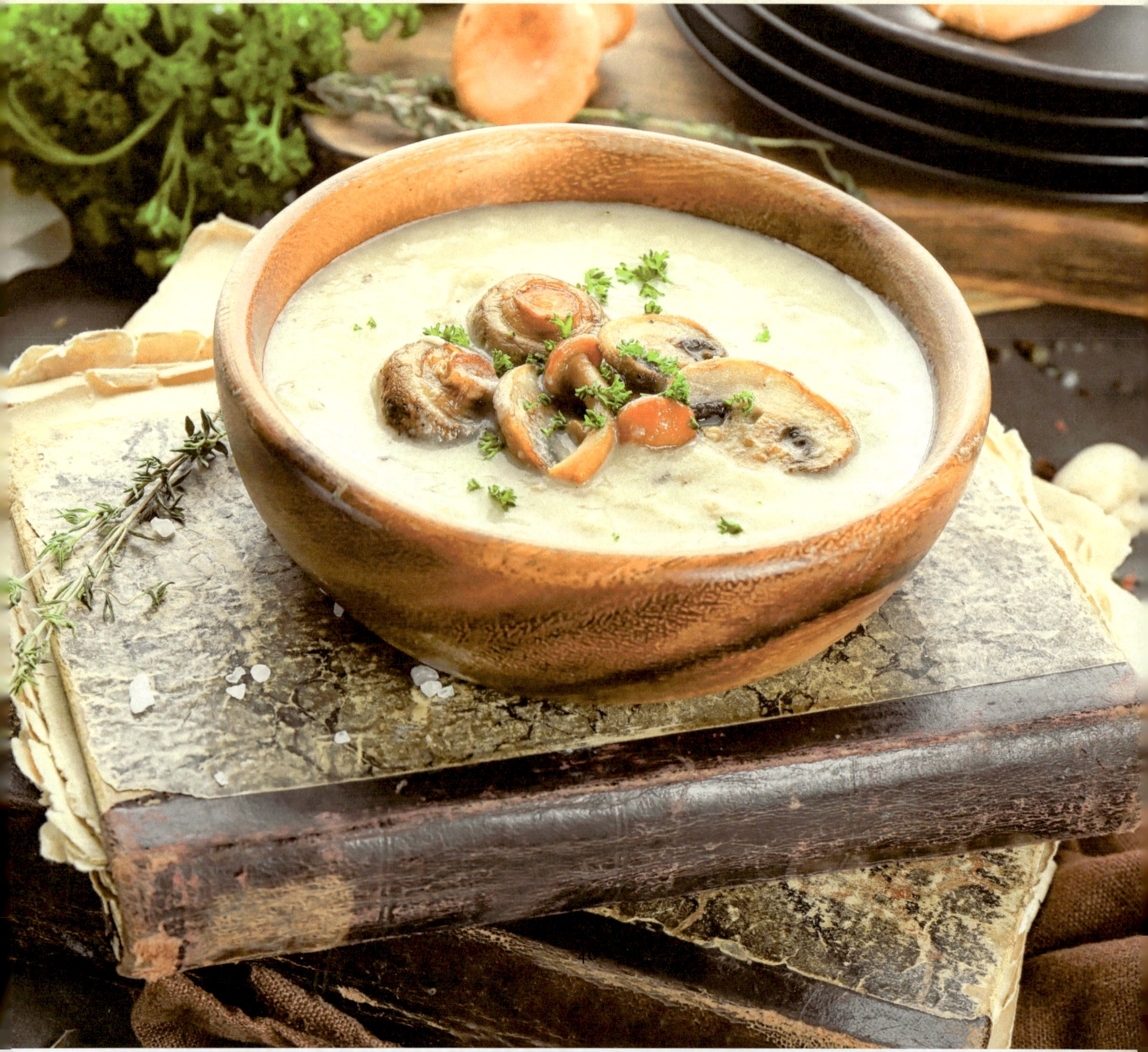

Du brauchst

500 g gemischte Pilze (z. B. Champignons, Pfifferlinge, Shiitake), in Scheiben geschnitten

1 Zwiebel, fein gehackt

2 Knoblauchzehen, gehackt

2 Esslöffel Butter oder Olivenöl

3 Esslöffel Mehl

1 Liter Gemüsebrühe

200 ml Sahne

Salz und Pfeffer nach Geschmack

Frische Petersilie zum Garnieren

01 Erhitzt die Butter oder das Olivenöl in einem großen Topf bei mittlerer Hitze. Gebt die gehackte Zwiebel und den Knoblauch hinzu und bratet sie etwa 2 Minuten lang an, bis sie weich werden. Fügt dann die Pilze hinzu und bratet sie weitere 5-7 Minuten, bis sie goldbraun und weich sind.

02 Streut das Mehl nach und nach mit einem Sieb über die Pilze und rührt alles gut um, damit das Mehl die Flüssigkeit aufnehmen kann.

03 Gießt langsam die Gemüsebrühe in den Topf, dabei ständig rühren, um Klumpen zu vermeiden. Bringt die Suppe zum Kochen und reduziert dann die Hitze. Lasst sie etwa 15 Minuten köcheln, bis die Pilze weich sind und die Suppe leicht eingedickt ist.

04 Nehmt einen Stabmixer und püriert die Suppe im Topf, bis sie schön cremig ist. Alternativ könnt ihr die Suppe auch portionsweise in einen Mixer geben und pürieren.

05 Gebt die Sahne zur Suppe hinzu und rührt sie gut ein. Lasst die Suppe noch einmal kurz aufkochen und würzt sie dann mit Salz und Pfeffer nach Geschmack.

06 Gießt die heiße Pilzcremesuppe in Schalen oder Teller und garniert sie mit frisch gehackter Petersilie. Serviert die Suppe heiß und genießt sie mit einem Stück frischem Brot.

Mit unserer Feinen Pilzcremesuppe könnt ihr euch so richtig schön verwöhnen lassen und den Geschmack von Pilzen in cremiger Form genießen. Die perfekte Suppe für gemütliche Winterabende oder als Vorspeise für ein festliches Dinner. Lasst es euch schmecken!

12. Dezember

Vegetarische Wraps mit Avocado und Gemüse

Vegetarische Wraps mit Avocado und Gemüse

Hey Leute, Lust auf einen leckeren und gesunden Snack, der euch richtig Power gibt? Unsere vegetarischen Wraps mit Avocado und Gemüse sind genau das Richtige, um eure Geschmacksknospen zu verwöhnen. Hier ist das Rezept.

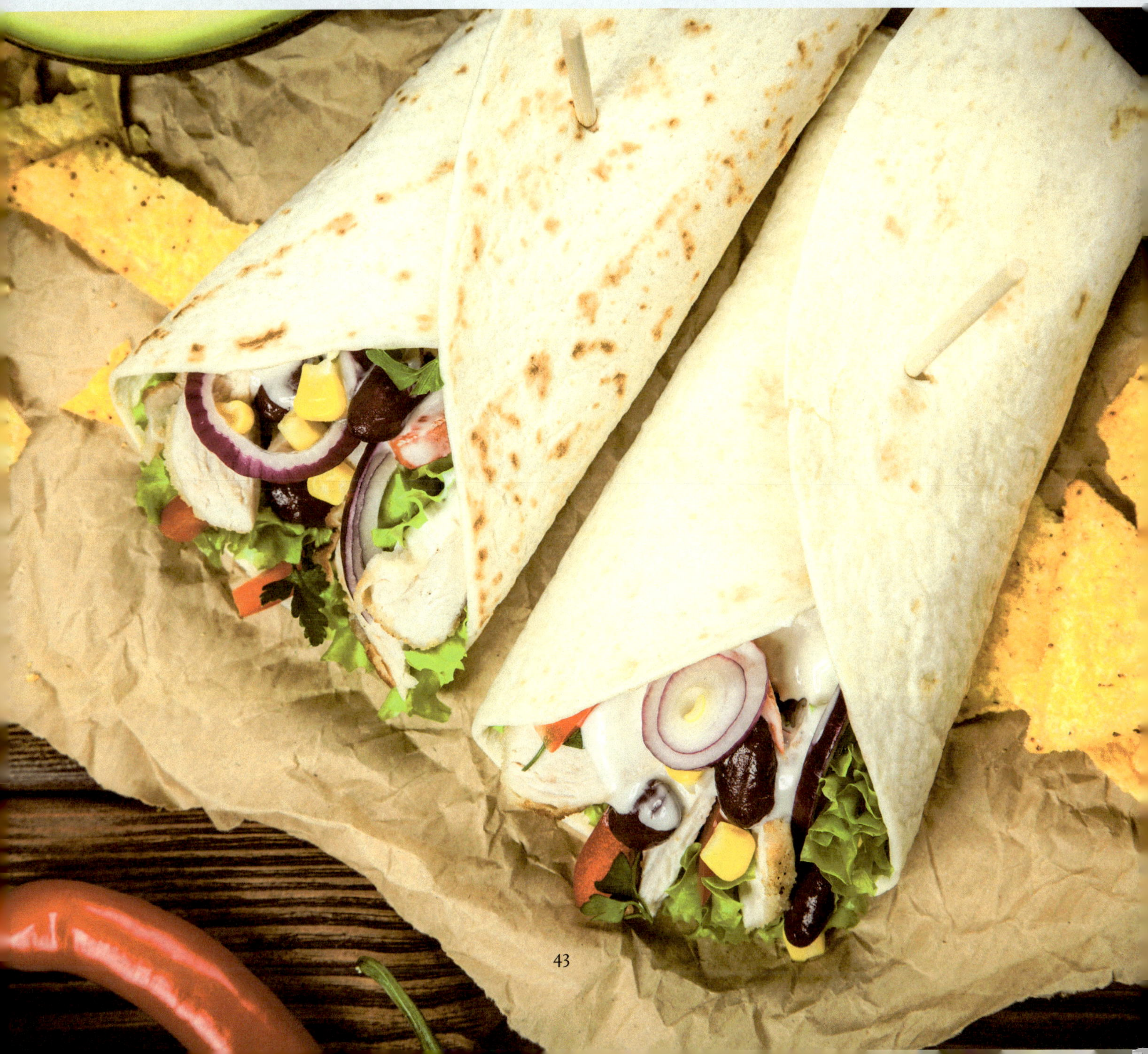

Du brauchst

4 große Tortilla-Fladen

2 reife Avocados, entkernt und in Scheiben geschnitten

1 rote Paprika, in Streifen geschnitten

1/2 Salatgurke, in dünne Scheiben geschnitten

1 kleine rote Zwiebel, in dünne Ringe geschnitten

100 g Mais (aus der Dose), abgetropft

100 g schwarze Bohnen (aus der Dose), abgetropft

Frische Korianderblätter (optional)

Salz und Pfeffer nach Geschmack

1 Limette, in Scheiben geschnitten (zum Servieren)

01 Legt die Tortilla-Fladen auf eine saubere Arbeitsfläche und legt sie flach aus.

02 Legt eine Handvoll Avocadoscheiben in die Mitte jedes Tortilla-Fladens. Verteilt dann die Paprika, Gurkenscheiben, rote Zwiebelringe, Mais und schwarze Bohnen gleichmäßig auf den Avocados.

03 Würzt die Füllung nach Geschmack mit Salz und Pfeffer.

04 Faltet die Seiten der Tortilla-Fladen über die Füllung und rollt sie dann fest auf, um die Wraps zu formen.

05 Schneidet die Wraps in der Mitte durch und serviert sie auf einem Teller. Garniert die Wraps mit frischen Korianderblättern und serviert sie mit Limettenscheiben.

Mit unseren vegetarischen Wraps mit Avocado und Gemüse könnt ihr euch einen gesunden und leckeren Snack zubereiten, der voller Aromen steckt. Optional könnt ihr die Wraps übrigens auch kurz – ohne Öl – in einer Pfanne aufwärmen. Lasst es euch schmecken!“

13. Dezember

13

Schnelles Tomaten-Basilikum-Omelett

SCHNELLES TOMATEN-BASILIKUM-OMELETT

Hey Foodies, heute gibt es ein blitzschnelles und super leckeres Omelett mit fruchtigen Tomaten und würzigem Basilikum. Perfekt für ein schnelles Frühstück oder als leichtes Mittagessen. Hier ist das Rezept:

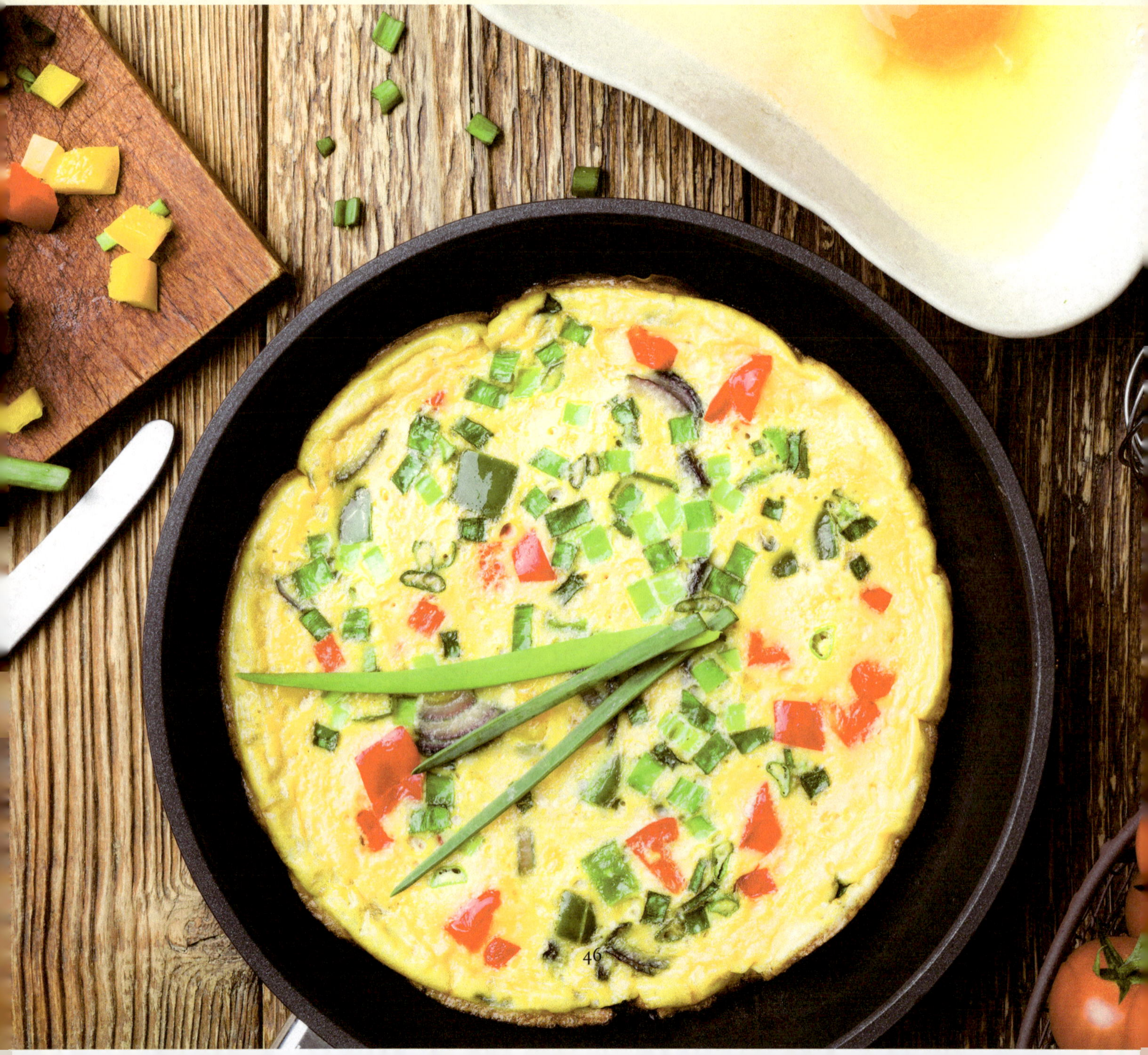

Du brauchst

3 Eier

1 Tomate, gewürfelt

Eine Handvoll frisches Basilikum, gehackt

Salz und Pfeffer nach Geschmack

Ein Spritzer Milch (optional)

1 Esslöffel Olivenöl oder Butter

01 Schlage die Eier in eine Schüssel und verquirle sie gründlich. Wenn du magst, kannst du einen Spritzer Milch hinzufügen, um das Omelett noch fluffiger zu machen.

02 Gib die gewürfelte Tomate und das gehackte Basilikum in die Schüssel zu den verquirlten Eiern. Würze alles mit Salz und Pfeffer nach Geschmack und rühre die Zutaten vorsichtig unter.

03 Erhitze das Olivenöl oder die Butter in einer Pfanne bei mittlerer Hitze. Gieße die Eimischung in die Pfanne und lasse sie für etwa 2-3 Minuten stocken.

04 Sobald das Omelett an den Rändern fest geworden ist, klappst du es mit einem Pfannenwender vorsichtig in der Mitte zusammen, sodass die Füllung eingeschlossen ist.

05 Lasse das Omelett noch etwa eine Minute in der Pfanne, bis es schön goldbraun und fest ist. Nimm es dann aus der Pfanne und serviere es auf einem Teller. Optional kannst du das Omelett mit zusätzlichem frischem Basilikum garnieren.

Voilà, euer schnelles Tomaten-Basilikum-Omelett ist fertig! Frisch, würzig und unglaublich lecker. Schnappt euch eine Gabel und genießt dieses köstliche Gericht, das euch im Handumdrehen zubereitet habt!

14. Dezember

Selbstgemachte Hähnchen-Nuggets mit Dip

Selbstgemachte Hähnchen-Nuggets mit Dip

Hey Leute, heute gibt es einen absoluten Klassiker: Knusprige Hähnchen-Nuggets mit einem köstlichen Dip. Perfekt für einen gemütlichen Filmabend oder als schneller Snack zwischendurch. Hier ist das Rezept.

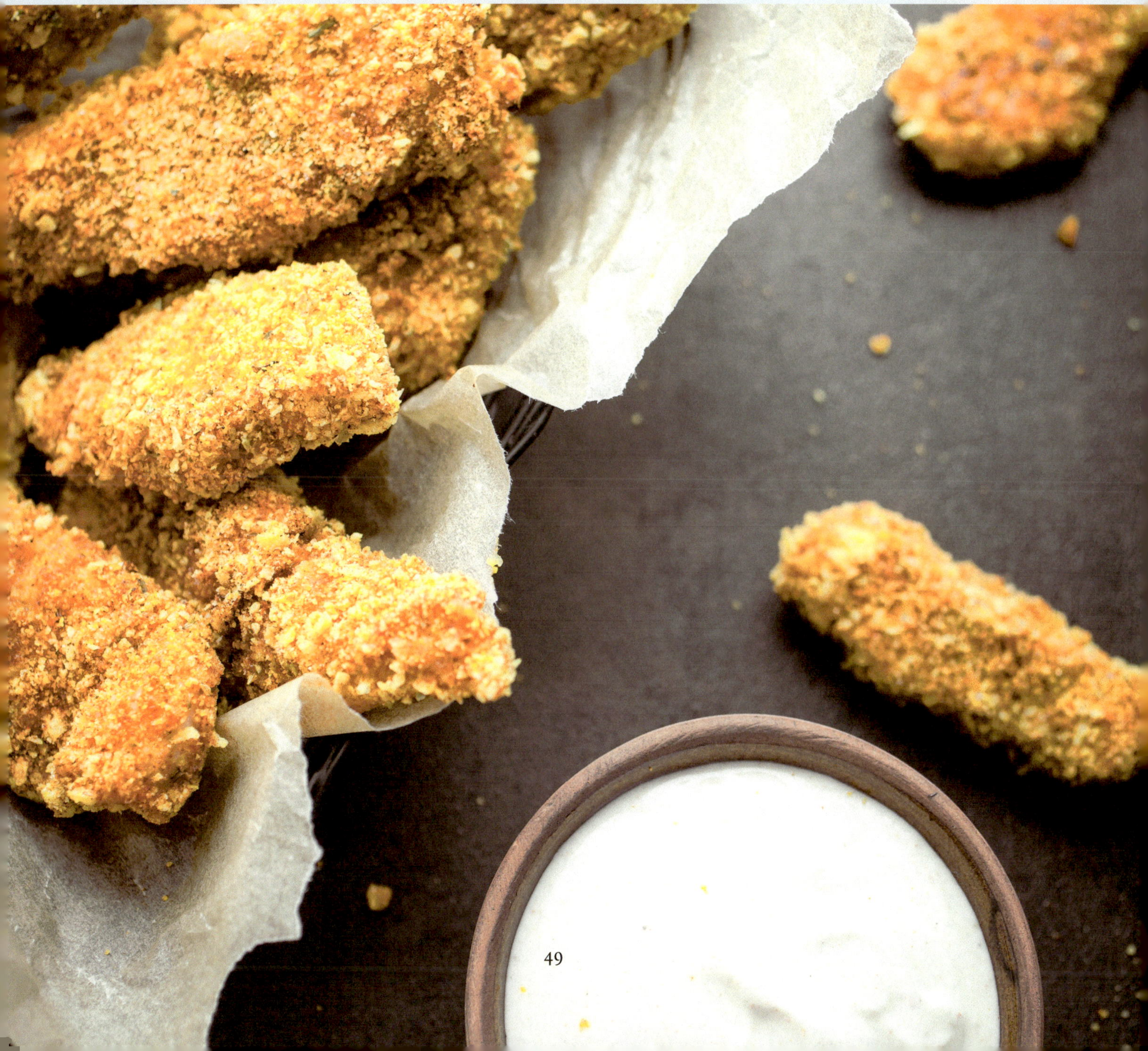

Du brauchst

Zutaten für die Hähnchen-Nuggets:

500 g Hähnchenbrustfilet, in mundgerechte Stücke geschnitten

1 Tasse Paniermehl oder Semmelbrösel

1/2 Tasse Mehl

2 Eier, verquirlt

Salz und Pfeffer nach Geschmack

Öl zum Frittieren

Zutaten für den Dip:

1/2 Tasse Mayonnaise

2 Esslöffel Ketchup

1 Esslöffel Honig oder Ahornsirup

1 Teelöffel Senf

Ein Spritzer Zitronensaft

Salz und Pfeffer nach Geschmack

01 Würze die Hähnchenstücke mit Salz und Pfeffer. Stelle drei Schüsseln bereit: eine mit Mehl, eine mit den verquirlten Eiern und eine mit Paniermehl oder Semmelbröseln.

02 Tauche jedes Hähnchenstück zuerst in Mehl, dann in die verquirlten Eier und schließlich in die Paniermehl- oder Semmelbrösel-Mischung. Stelle sicher, dass die Nuggets gleichmäßig mit Panade bedeckt sind.

03 Erhitze das Öl in einem Topf oder einer Pfanne auf mittlerer Hitze. Vorsicht: Das Fett kann spritzen! Frittiere die panierten Hähnchen-Nuggets portionsweise, bis sie goldbraun und knusprig sind. Lege sie anschließend auf Küchenpapier, um überschüssiges Öl abtropfen zu lassen.

04 Vermische in einer kleinen Schüssel Mayonnaise, Ketchup, Honig oder Ahornsirup, Senf und einen Spritzer Zitronensaft. Würze den Dip mit Salz und Pfeffer nach Geschmack.

05 Arrangiere die knusprigen Hähnchen-Nuggets auf einem Teller und serviere sie mit dem Dip.

Voilà, eure leckeren Hähnchen-Nuggets sind fertig! Taucht sie in den köstlichen Dip und genießt jeden Bissen dieses knusprigen Klassikers. Ein perfekter Snack für jede Gelegenheit!

15. Dezember

Gefüllte Paprika mit Reis und Hackfleisch

Gefüllte Paprika mit Reis und Hackfleisch

Hey Leute, Lust auf ein köstliches und herzhaftes Gericht? Unsere gefüllten Paprika mit Reis und Hackfleisch sind genau das Richtige für euch! Hier ist das Rezept.

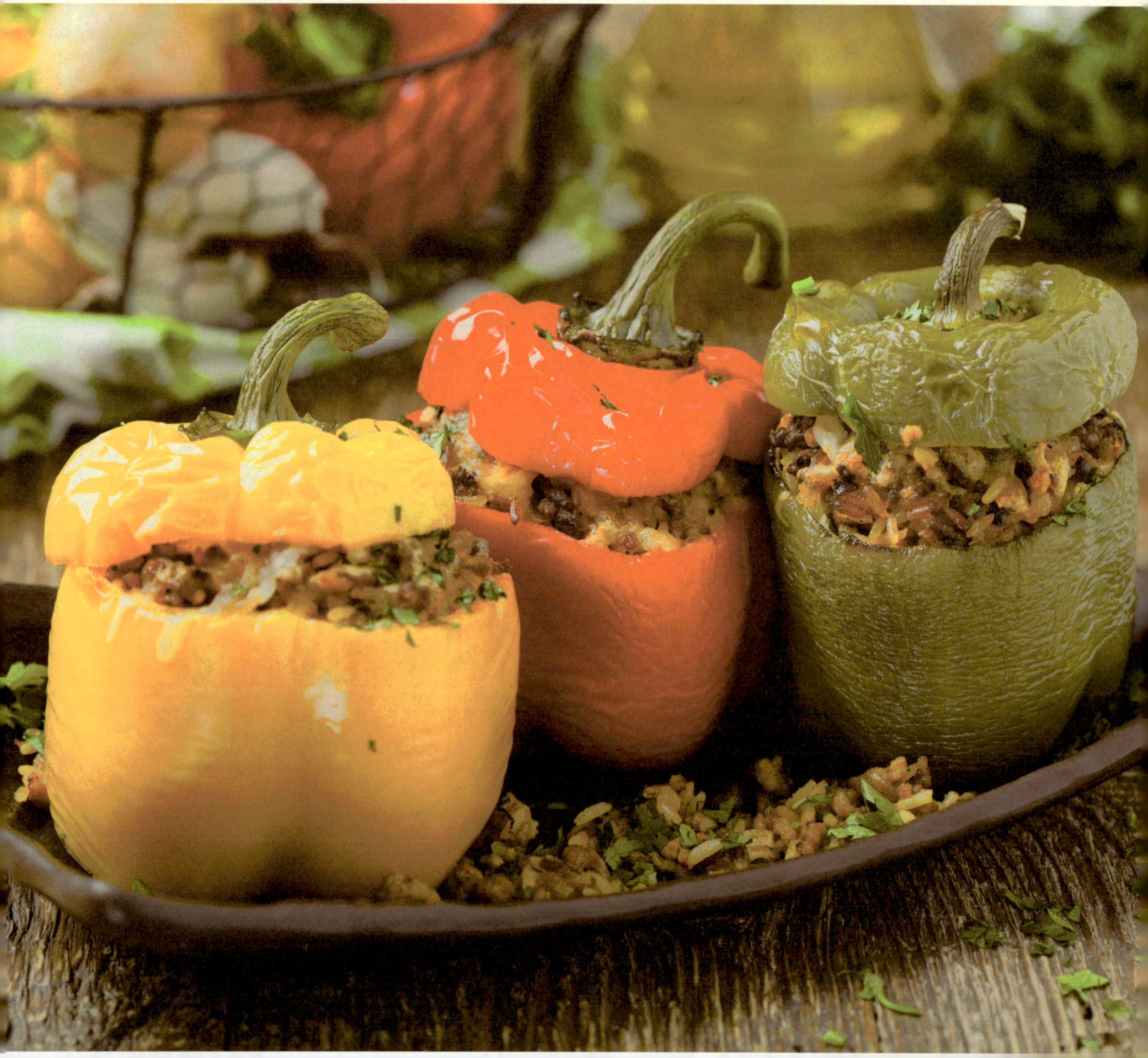

Du brauchst

4 große Paprikaschoten (verschiedene Farben für eine bunte Optik)

200 g Hackfleisch (Rind oder gemischt)

1 Tasse gekochter Reis

1 Zwiebel, fein gehackt

2 Knoblauchzehen, gehackt

1 kleine Dose gehackte Tomaten

1 TL Tomatenmark

1 TL Paprikapulver

Salz und Pfeffer nach Geschmack

Einige Zweige frischer Petersilie oder Schnittlauch zum Garnieren (optional)

01 Heize den Ofen auf 180°C vor (Umluft).

02 Schneide den oberen Teil der Paprikaschoten ab und entferne die Kerne und die weißen Innenwände.

03 In einer Pfanne etwas Öl erhitzen und die gehackte Zwiebel und den Knoblauch darin anschwitzen. Füge das Hackfleisch hinzu und brate es an, bis es braun und durchgegart ist.

04 Gib die gehackten Tomaten, das Tomatenmark und das Paprikapulver zur Hackfleischmischung in die Pfanne. Lass alles für ein paar Minuten köcheln und würze mit Salz und Pfeffer nach Geschmack.

05 Füge den gekochten Reis zur Hackfleisch-Tomatenmischung hinzu und vermische alles gut.

06 Fülle die vorbereiteten Paprikaschoten mit der Hackfleisch-Reis-Mischung, lege die obere Hälfte der Paprika wieder auf das gefüllte Unterteil und lege alles in eine Auflaufform.

07 Bedecke die Auflaufform mit Aluminiumfolie und backe die gefüllten Paprikaschoten etwa 30-40 Minuten lang im vorgeheizten Ofen.

08 Garniere die gefüllten Paprikaschoten mit frischer Petersilie oder Schnittlauch und serviere sie heiß.

Perfekt: Eure gefüllten Paprikaschoten mit Reis und Hackfleisch sind fertig zum Genießen! Ein supi Gericht für ein gemütliches Abendessen mit Freunden oder deiner Family. Lasst es euch schmecken!

16. Dezember

16

Cremiger Kartoffelgratin

Cremiger Kartoffelgratin

Hey Leute, Lust auf ein herzhaftes und cremiges Kartoffelgericht? Unser cremiger Kartoffelgratin ist genau das Richtige für euch! Hier ist das Rezept.

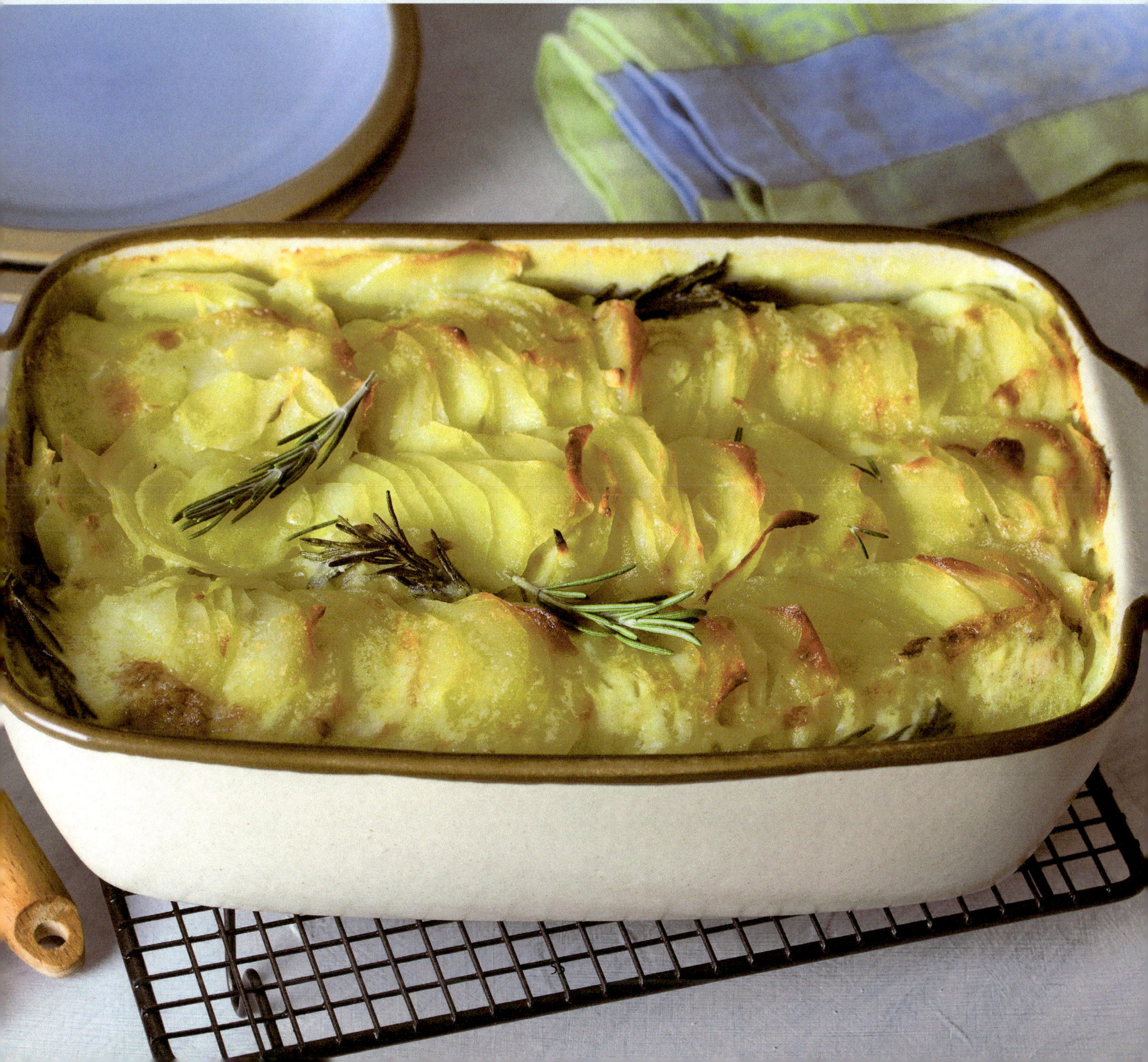

Du brauchst

1 kg Kartoffeln, geschält und in dünne Scheiben geschnitten

2 Knoblauchzehen, gehackt

250 ml Sahne

250 ml Milch

100 g geriebener Käse (z. B. Gouda oder Emmentaler)

2 Esslöffel Butter

Salz und Pfeffer nach Geschmack

Eine Prise Muskatnuss (optional)

Einige Zweige frischer Thymian oder Rosmarin zum Garnieren (optional)

01 Heize den Ofen auf 180°C vor (Umluft).

02 Schäle die Kartoffeln und schneide sie in dünne Scheiben. Lege die Kartoffelscheiben gleichmäßig in eine leicht gefettete Auflaufform.

03 In einem kleinen Topf die Sahne, Milch und gehackten Knoblauch zusammen erhitzen. Gib Salz, Pfeffer und Muskatnuss nach Geschmack hinzu.

04 Gieße die Sahne-Mischung über die Kartoffeln in der Auflaufform.

05 Streue den geriebenen Käse gleichmäßig über die Kartoffeln.

06 Die Butterflocken darauf verteilen.

07 Bedecke die Auflaufform mit Aluminiumfolie und backe den Kartoffelgratin etwa 45 Minuten lang im vorgeheizten Ofen. Dann entferne die Folie und backe weitere 15-20 Minuten, bis der Gratin goldbraun und die Kartoffeln weich sind.

08 Lass den Kartoffelgratin ein paar Minuten ruhen, bevor du ihn mit frischen Kräutern garnierst und servierst.

Voilà, euer cremiger Kartoffelgratin ist fertig zum Genießen! Perfekt als herzhaftes Hauptgericht oder als Beilage zu Fleisch oder Gemüse. Lasst es euch schmecken!

17. Dezember

17

Fruchtiger Beeren-Smoothie

Fruchtiger Beeren-Smoothie

Hey Leute, Lust auf eine erfrischende und gesunde Köstlichkeit? Unser fruchtiger Beeren-Smoothie ist genau das Richtige für euch! Schnappt euch euren Mixer und los geht's.

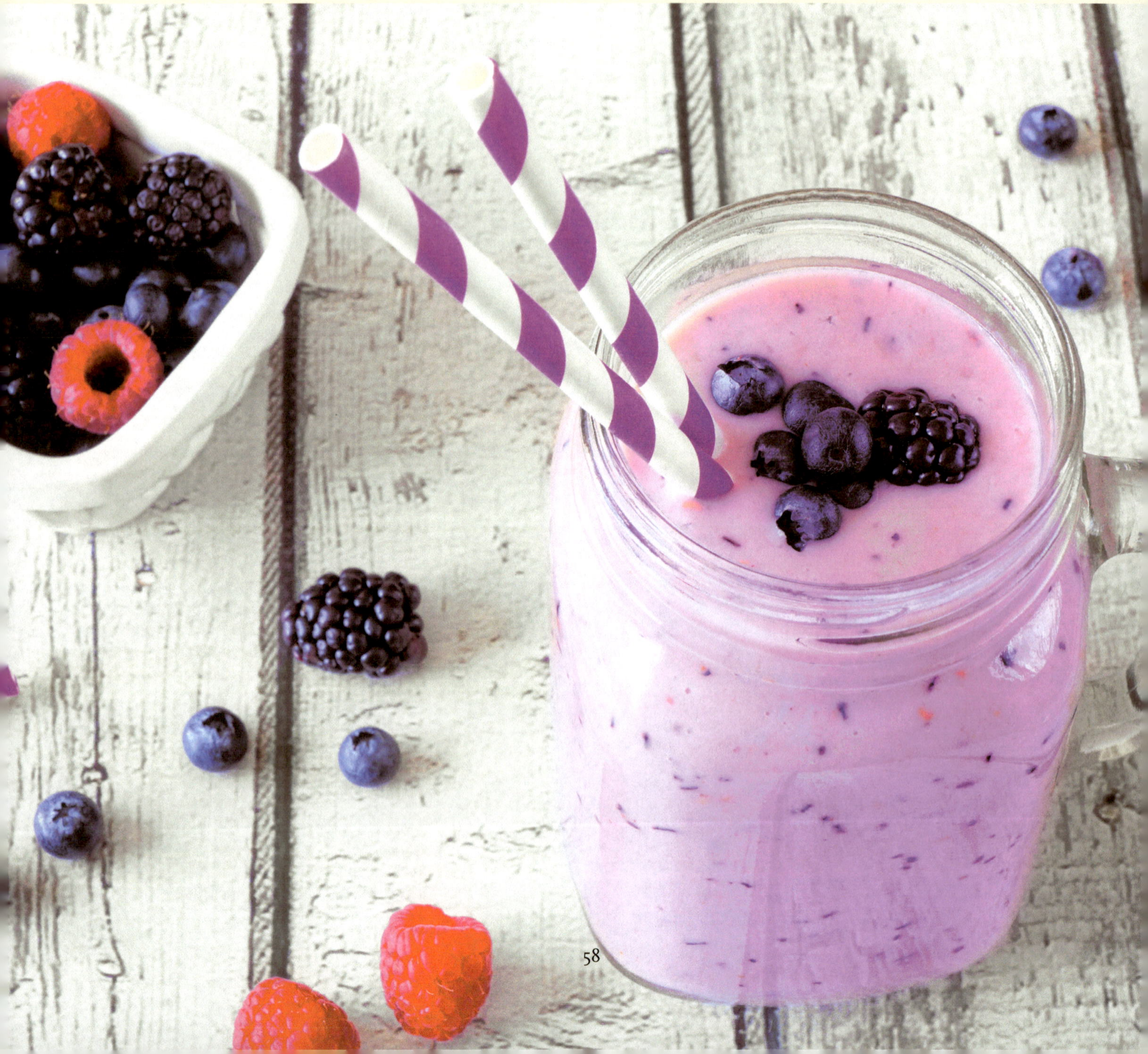

Du brauchst

1 Banane, geschält und in Stücke geschnitten

1 Tasse gemischte und gefrorene Beeren (z. B. Erdbeeren, Himbeeren, Blaubeeren)

1/2 Tasse Joghurt (natur oder Vanille)

1/2 Tasse Milch (kann auch Mandel- oder Hafermilch sein)

1 Esslöffel Honig oder Ahornsirup (optional, je nach gewünschter Süße)

Ein paar Eiswürfel (optional, für eine kühlere Konsistenz)

01 Gib die gefrorenen Beeren in einen warmen Topf und taue sie dadurch schneller auf. Somit werden auch mögliche Keime in den Beeren abgetötet. Warte, bis die aufgewärmten Beeren abgekühlt sind.

02 Gib die geschnittenen Bananenstücke, gemischten Beeren, Joghurt, Milch und optional den Honig oder Ahornsirup in den Mixer.

03 Mixe alle Zutaten auf hoher Stufe, bis der Smoothie schön cremig ist und alle Früchte gut zerkleinert sind. Wenn du eine kühlere Konsistenz möchtest, füge ein paar Eiswürfel hinzu und mixe sie mit.

04 Gieße den Smoothie in Gläser und garniere ihn mit ein paar frischen Beeren oder einer Scheibe Banane. Fertig ist euer fruchtiger Beeren-Smoothie!

Voilà, euer erfrischender Beeren-Smoothie ist fertig zum Genießen! Perfekt für einen schnellen Energieschub oder als erfrischender Snack zwischendurch. Lasst es euch schmecken!

18. Dezember

Tomaten-Mozzarella-Spieße mit Basilikum

Tomaten-Mozzarella-Spieße mit Basilikum

Hey Leute, seid ihr bereit für eine köstliche und erfrischende Leckerei? Unsere Tomaten-Mozzarella-Spieße mit frischem Basilikum sind genau das Richtige für euch! Hier ist das Rezept:

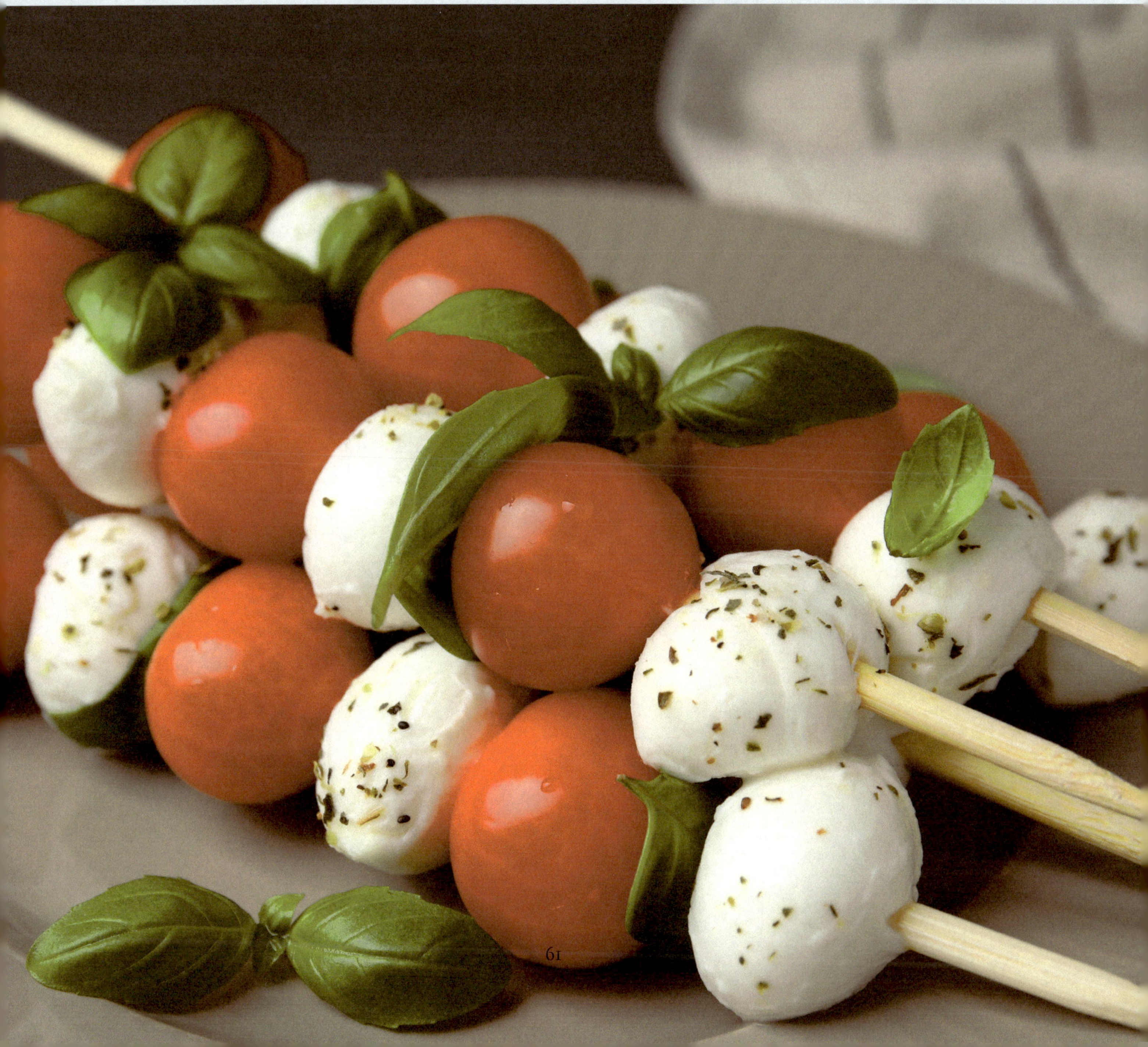

Du brauchst

Kirschtomaten

Mini-Mozzarellakugeln

Frische Basilikumblätter

Olivenöl

Balsamico-Essig

Salz und Pfeffer nach Geschmack

Holzspieße

01 Wasche die Kirschtomaten gründlich und trockne sie ab. Gleiches gilt für die Mini-Mozzarellakugeln. Wenn die Tomaten zu groß sind, halbiere sie.

02 Nimm einen Holzspieß und fädle abwechselnd eine Kirschtomate, eine Mini-Mozzarellakugel und ein Basilikumblatt darauf. Wiederhole diesen Vorgang, bis der Spieß voll ist.

03 In einer kleinen Schüssel Olivenöl, Balsamico-Essig, Salz und Pfeffer nach Geschmack vermischen. Die Menge richtet sich nach der Anzahl der Spieße und deinem persönlichen Geschmack.

04 Lege die vorbereiteten Spieße in eine flache Schüssel oder auf einen Teller und beträufle sie großzügig mit der Marinade. Lass sie für etwa 15-20 Minuten marinieren, damit sich die Aromen gut entfalten können.

05 Arrangiere die marinierten Tomaten-Mozzarella-Spieße mit Basilikum auf einer Servierplatte und garniere sie nach Belieben mit frischem Basilikum. Sie sind jetzt bereit zum Servieren!

Voilà, eure erfrischenden Tomaten-Mozzarella-Spieße mit Basilikum sind fertig! Ein perfekter Snack für jede Gelegenheit, sei es eine Party oder einfach nur für einen schnellen Snack zwischendurch. Lasst es euch schmecken!

19. DEZEMBER

KARAMELLISIERTE APFELRINGE MIT ZIMT

Karamellisierte Apfelringe mit Zimt

Hey Leute, Lust auf einen süßen und würzigen Snack, der euren Geschmacksknospen einen Kick verleiht? Unsere karamellisierten Apfelringe mit Zimt sind genau das Richtige für euch! Hier ist das Rezept.

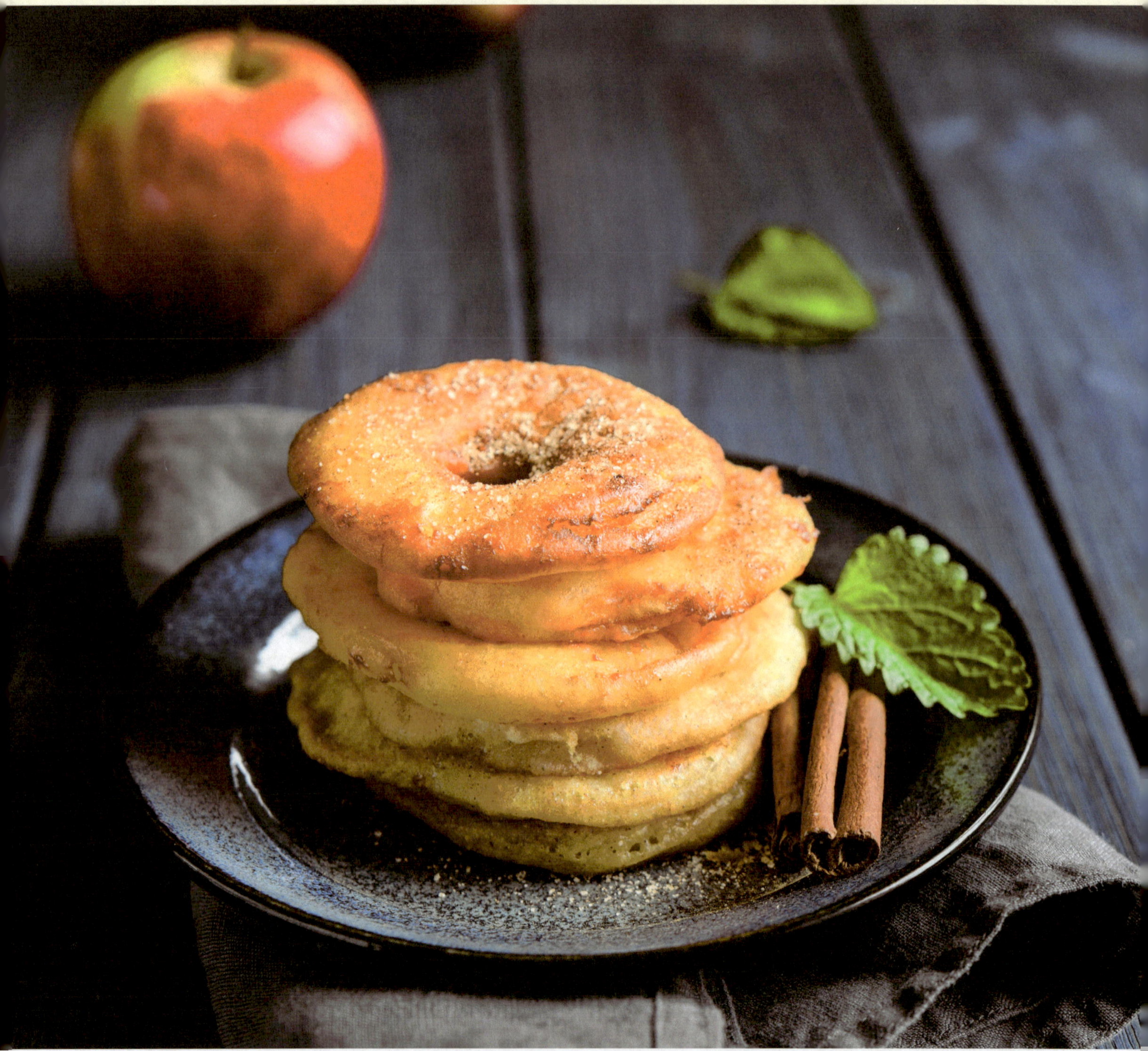

Du brauchst

2 Äpfel (am besten säuerliche Sorten wie Boskop oder Granny Smith)

2 Esslöffel Butter

2 Esslöffel brauner Zucker

1 Teelöffel Zimt

Eine Prise Salz

01 Wasche die Äpfel gründlich, trockne sie ab und entferne das Kerngehäuse. Schneide die Äpfel in etwa 0,5 cm dicke Ringe. Wenn du magst, kannst du die Schale dranlassen, für eine rustikale Note.

02 In einer kleinen Schüssel vermische den braunen Zucker und den Zimt. Stelle die Mischung beiseite.

03 Erhitze die Butter in einer Pfanne bei mittlerer Hitze. Sobald die Butter geschmolzen ist, lege die Apfelringe in die Pfanne. Lasse sie für etwa 2-3 Minuten braten, bis sie auf einer Seite leicht gebräunt sind.

04 Wende die Apfelringe vorsichtig um und streue die Zimt-Zucker-Mischung über die Oberseite der Apfelringe. Lasse sie für weitere 2-3 Minuten braten, bis sie weich und karamellisiert sind.

05 Nimm die karamellisierten Apfelringe aus der Pfanne und lege sie auf einen Teller. Streue bei Bedarf etwas Salz über die Apfelringe für eine süß-salzige Note. Serviere die Apfelringe warm und genieße sie als köstlichen Snack oder Nachtisch!

Eure karamellisierten Apfelringe mit Zimt sind bereit zum Vernaschen! Ein perfekter Genuss für gemütliche Abende oder als süße Köstlichkeit zwischendurch. Lasst euch von dem unwiderstehlichen Geschmack verführen!

20. Dezember

Mini-Pizzasternchen

Mini-Pizzasternchen

Hey Leute, seid ihr bereit für eine knusprige und spaßige Pizza-Party? Diese Mini-Pizzasternchen sind perfekt für eure nächste Zusammenkunft oder einfach nur als leckerer Snack zwischendurch. Hier ist das Rezept:

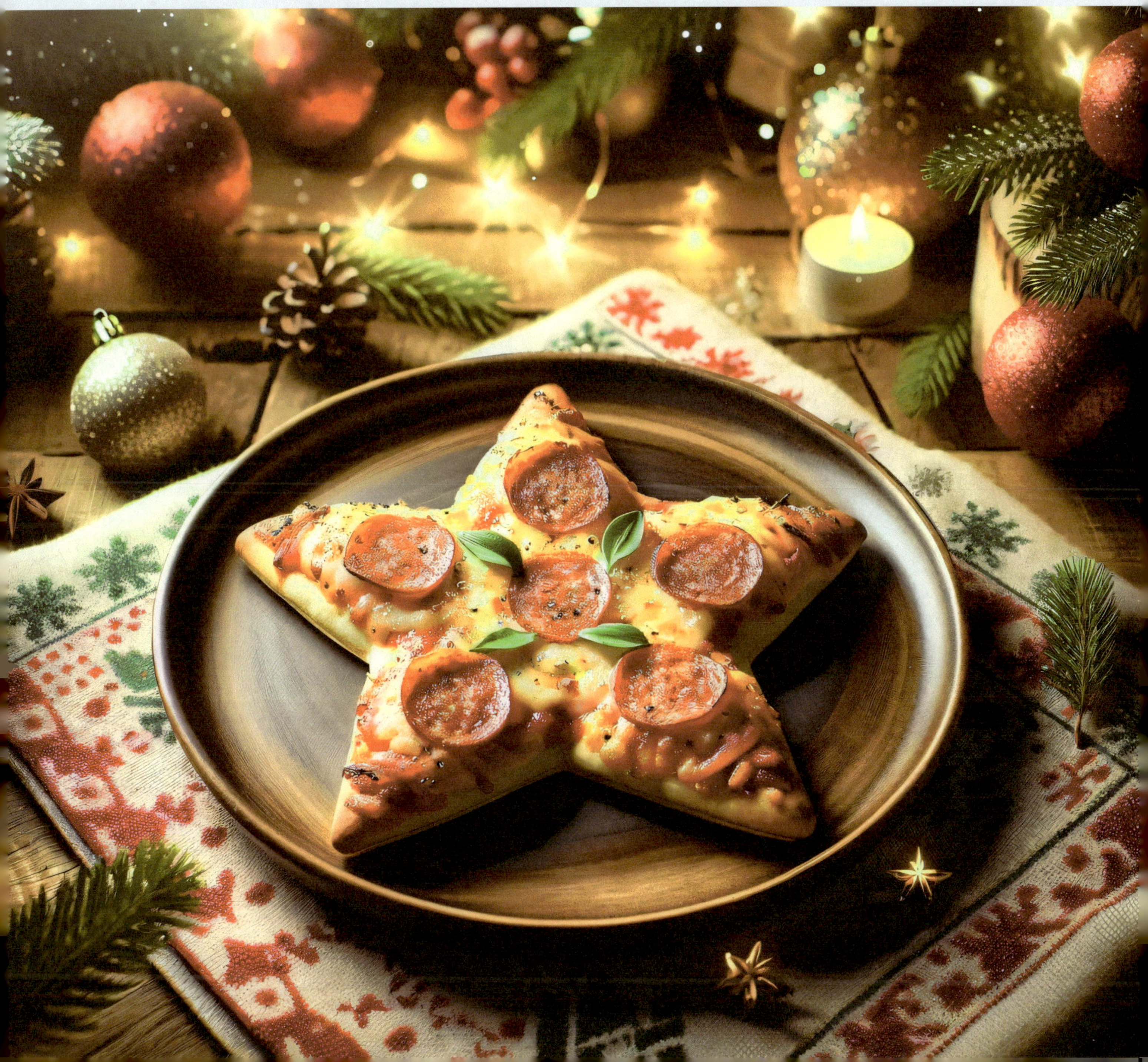

Du brauchst

1 Packung Pizzateig (aus dem Kühlregal)

1/2 Tasse Pizza- oder Tomatensauce

1 Tasse geriebener Käse (z.B. Mozzarella)

Deine Lieblings-Pizzabeläge (z.B. Salami, Paprika, Oliven)

01 Heizt den Ofen auf 200 Grad Celsius (Umluft) vor. Legt ein Backblech mit Backpapier aus.

02 Rollt den Pizzateig auf einer bemehlten Arbeitsfläche aus. Verwendet dann ein Stern-Ausstechförmchen, um kleine oder große Pizzasterne auszustechen.

03 Legt die ausgestochenen Teigsterne auf das vorbereitete Backblech. Verteilt einen Teelöffel Pizza- oder Tomatensauce auf jeden Stern und streut dann den geriebenen Käse darüber. Garniert die Pizzasterne mit euren Lieblings-Pizzabelägen.

04 Backt die Mini-Pizzasternchen im vorgeheizten Ofen für ca. 10-12 Minuten oder bis der Teig goldbraun und knusprig ist.

05 Nehmt die Mini-Pizzasternchen aus dem Ofen und lasst sie kurz abkühlen. Serviert sie dann als köstlichen Snack oder als Teil eines Party-Buffets.

Das war‘s! Schnell, einfach und super lecker - diese Mini-Pizzasternchen werden sicherlich ein Hit sein! Ran an den Teig und lasst die Pizza-Party beginnen! 🍕✨

21. Dezember

21

Lebkuchen-Cookies mit Schokolade

Lebkuchen-Cookies mit Schokolade

Hey Leute, seid ihr bereit, eure Küche in eine kleine Weihnachtsbäckerei zu verwandeln? Mit unserem Rezept für Lebkuchen-Cookies mit Schokolade seid ihr dem festlichen Genuss einen großen Schritt näher! Diese kleinen Leckerbissen sind perfekt, um eure Vorfreude auf die Weihnachtszeit zu steigern und eure Geschmacksknospen zu verwöhnen. Also schnappt euch eine Schürze und lasst uns gemeinsam loslegen!

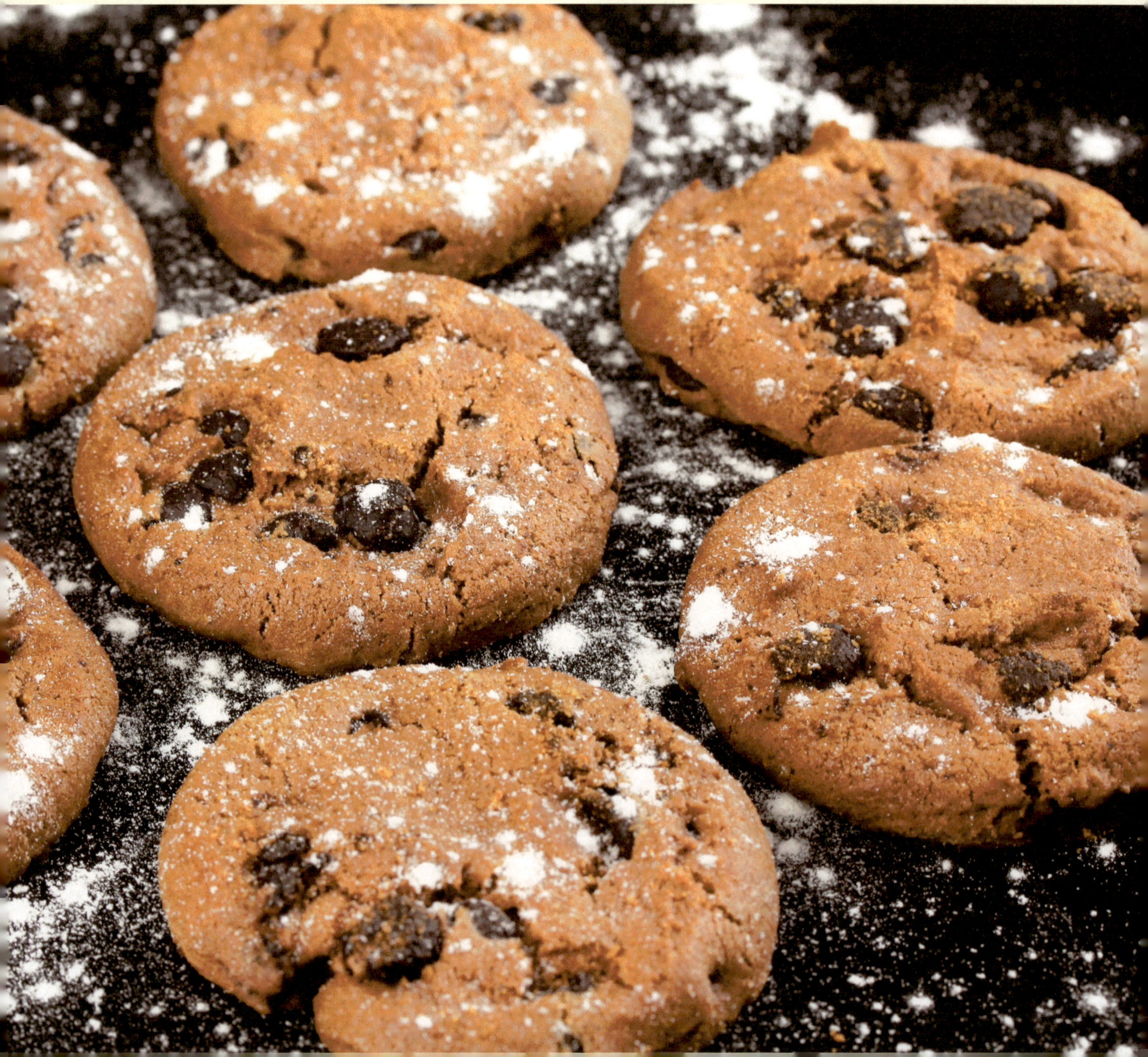

Du brauchst

150 g weiche Butter
100 g brauner Zucker
100 g Zuckerrübensirup
1 Ei
300 g Mehl
1 TL Backpulver
1 TL Lebkuchengewürz
100 g Zartbitterschokolade, gehackt
Puderzucker zum Bestäuben (optional)

01 Heize deinen Backofen auf 180 Grad Celsius (Umluft) vor und lege ein Backblech mit Backpapier aus.

02 In einer großen Schüssel die weiche Butter, den braunen Zucker und den Zuckerrübensirup cremig rühren, bis eine gleichmäßige Masse entsteht.

03 Schlage das Ei in die Butter-Zucker-Mischung und rühre es gut unter.

04 In einer separaten Schüssel das Mehl, Backpulver und Lebkuchengewürz vermengen. Füge die trockenen Zutaten nach und nach zur Butter-Zucker-Mischung hinzu und rühre alles zu einem glatten Teig zusammen.

05 Hebe die gehackte Zartbitterschokolade unter den Teig, bis sie gleichmäßig verteilt ist.

06 Forme aus dem Teig kleine Kekse und lege sie mit genügend Abstand auf das vorbereitete Backblech.

07 Backe die Lebkuchen-Cookies für ca. 10-12 Minuten im vorgeheizten Ofen, bis sie goldbraun sind.

08 Lasse die Cookies auf dem Backblech für einige Minuten abkühlen, bevor du sie auf ein Drahtgitter gibst, um sie vollständig auskühlen zu lassen.

09 Sobald die Cookies abgekühlt sind, kannst du sie nach Belieben mit Puderzucker bestäuben.

10 Serviere die Lebkuchen-Cookies mit einer Tasse heißem Tee oder Kakao und genieße den weihnachtlichen Geschmack!

Voilà, eure eigenen Lebkuchen-Cookies mit Schokolade sind fertig und bereit, euch in weihnachtliche Glückseligkeit zu versetzen! Mit ihrem würzigen Aroma und der köstlichen Schokoladenfüllung sind sie das ultimative Festtagsgebäck, das ihr mit euren Liebsten teilen könnt. Also schnappt euch einen Cookie (oder zwei) und lasst euch von ihrem herrlichen Geschmack verzaubern. Fröhliche Adventszeit und genießt euren süßen Moment! 🍪🎄

22. Dezember

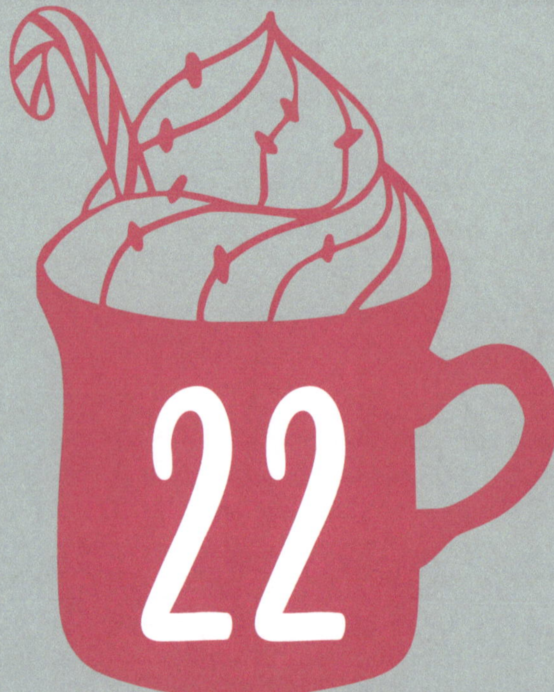

Leckere Nudelsuppe mit Gemüse

Leckere Nudelsuppe mit Gemüse

Hey Leute, wer hat Lust auf eine super gemütliche und wärmende Mahlzeit? Unsere leckere Nudelsuppe mit Gemüse ist genau das Richtige für euch! Hier ist das einfache Rezept.

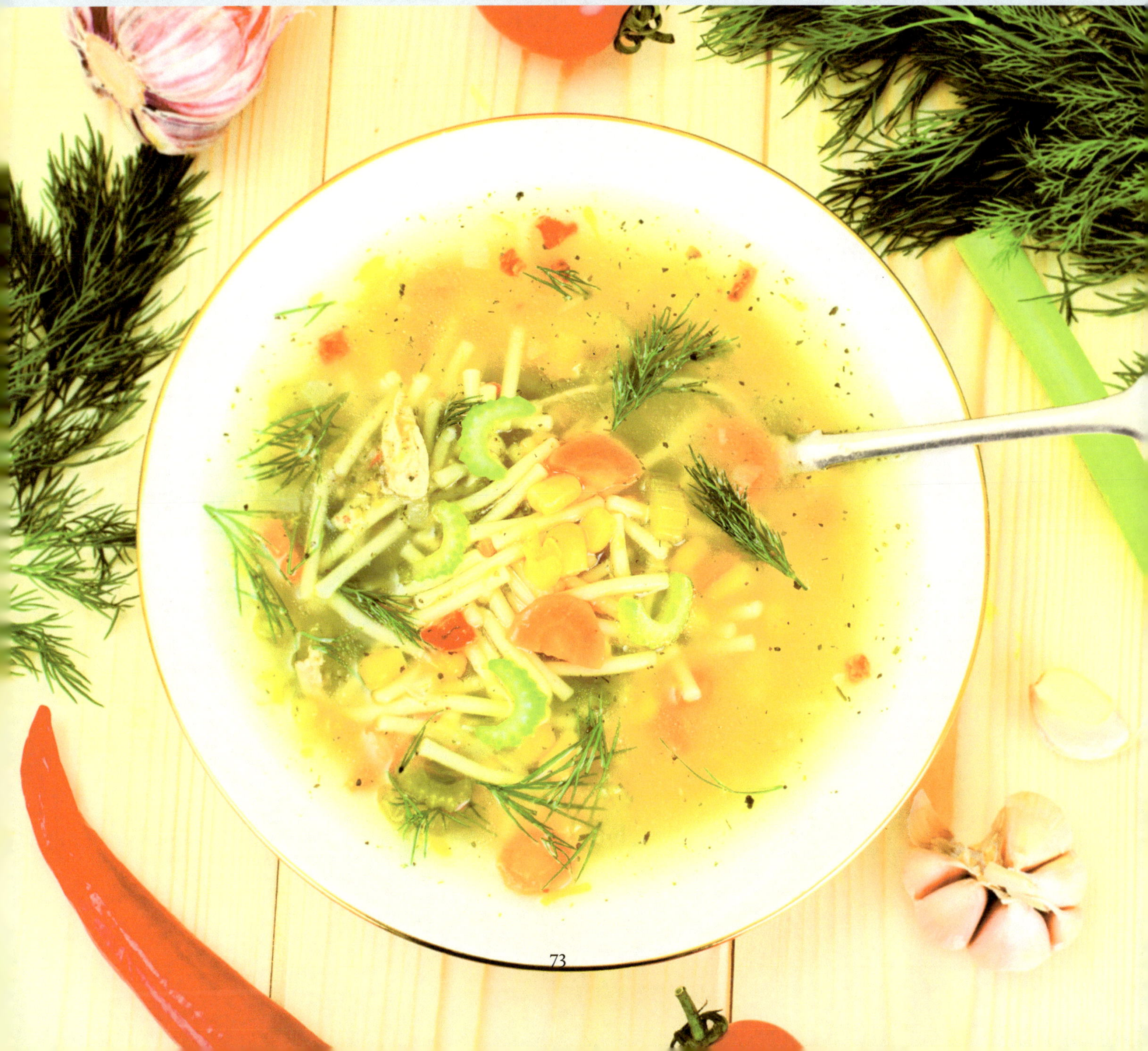

Du brauchst

200 g Nudeln (z. B. Suppennudeln oder Vollkornnudeln)

1 Liter Gemüsebrühe

2 Karotten, in dünne Scheiben geschnitten

1 Stange Sellerie, gehackt

1 Zwiebel, gehackt

2 Knoblauchzehen, fein gehackt

100 g Erbsen (frisch oder gefroren)

100 g Mais (frisch oder aus der Dose)

Salz und Pfeffer nach Geschmack

Frische Kräuter (z. B. Petersilie oder Schnittlauch) zum Garnieren

01 Bringt einen Topf mit Wasser zum Kochen und kocht die Nudeln gemäß den Anweisungen auf der Verpackung, bis sie al dente sind. Abgießen und beiseitestellen.

02 Erhitzt etwas Öl in einem großen Topf. Gebt die gehackte Zwiebel und den Knoblauch hinzu und bratet sie für etwa 2 Minuten an. Fügt dann die Karotten und den Sellerie hinzu und bratet sie für weitere 5 Minuten an, bis sie leicht weich werden.

03 Gießt die Gemüsebrühe in den Topf und bringt sie zum Kochen. Reduziert die Hitze und lasst die Suppe für etwa 10-15 Minuten köcheln, bis das Gemüse weich ist.

04 Gebt die Erbsen und den Mais zur Suppe hinzu und lasst sie für weitere 5 Minuten köcheln, bis das Gemüse durchgegart ist. Mit Salz und Pfeffer abschmecken.

05 Gebt eine Portion der gekochten Nudeln in jede Servierschale und schöpft dann die heiße Gemüsesuppe darüber. Mit frischen Kräutern garnieren und heiß servieren.

Diese Nudelsuppe mit Gemüse ist nicht nur ein warmer Genuss, sondern auch voller gesunder Zutaten. Perfekt für kalte Wintertage oder wann immer ihr euch nach etwas Herzhaftem sehnt. Lasst es euch schmecken!

23. Dezember

Fruchtiger Glühwein

FRUCHTIGER GLÜHWEIN

Hey Leute, Lust auf ein herrlich duftendes Getränk, das euch sofort in Weihnachtsstimmung versetzt? Unser fruchtiger Glühwein ist die perfekte Wahl für gemütliche Abende in der Adventszeit. Mit seinen winterlichen Gewürzen und fruchtigen Aromen ist dieser Glühwein eine echte Köstlichkeit, die euch wärmt und begeistert.

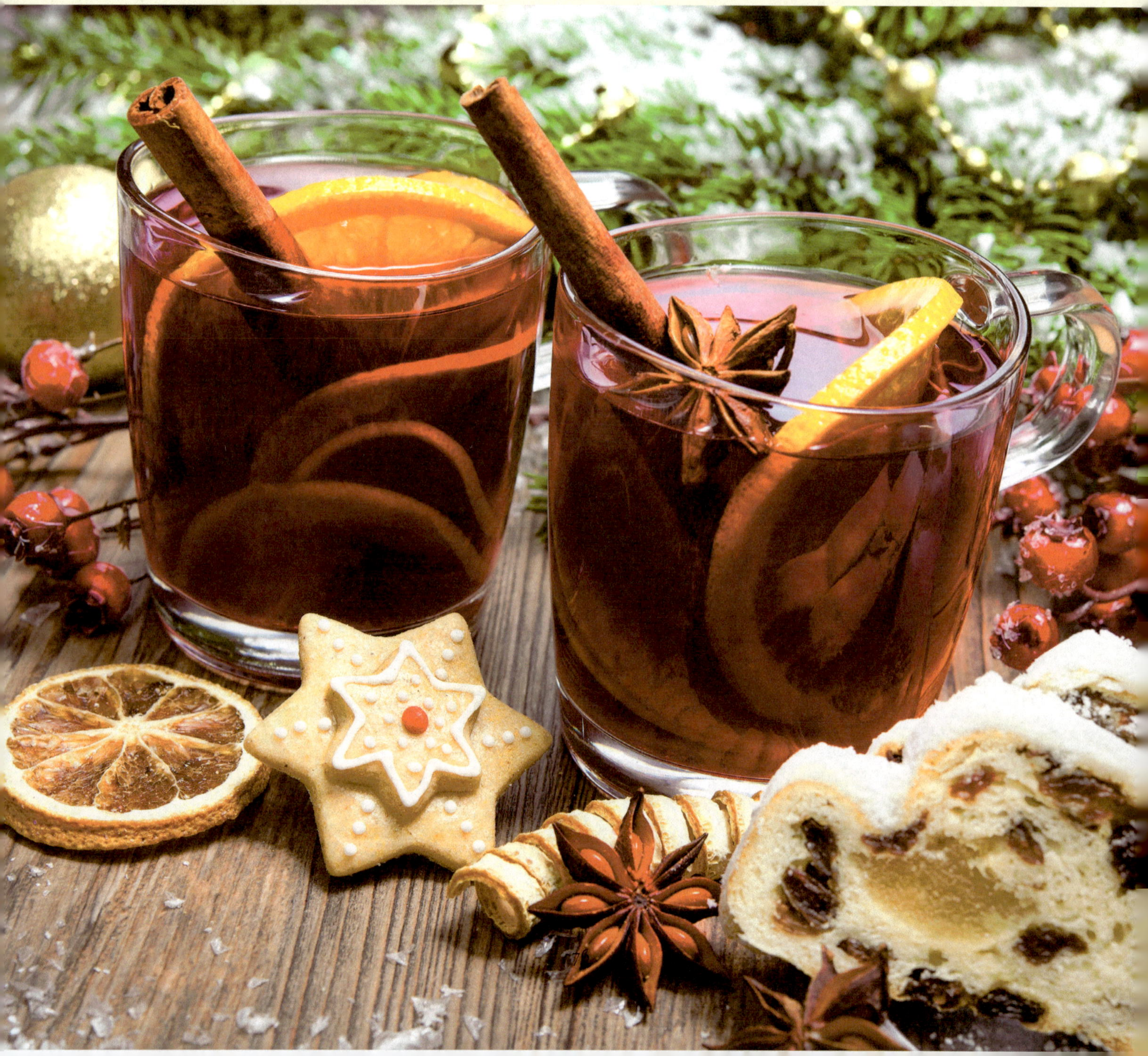

Du brauchst

- 750 ml roter Traubensaft
- 250 ml Orangensaft
- 1 Zimtstange
- 3 Nelken
- 2 Sternanis
- 1 Orange, in Scheiben geschnitten
- 1 Zitrone, in Scheiben geschnitten
- Optional: Honig oder Ahornsirup nach Geschmack

01 Den roten Traubensaft und Orangensaft in einen Topf geben und bei mittlerer Hitze erhitzen.

02 Die Zimtstange, Nelken und Sternanis hinzufügen. Die Orange und Zitrone in Scheiben schneiden und ebenfalls in den Topf geben.

03 Den Glühwein zum Kochen bringen und dann die Hitze reduzieren, um ihn sanft köcheln zu lassen. Etwa 10-15 Minuten ziehen lassen, damit sich die Aromen entfalten können.

04 Nach Belieben Honig oder Ahornsirup hinzufügen, um den Glühwein zu süßen. Gut umrühren, bis der süße Sirup sich vollständig aufgelöst hat.

05 Den Glühwein durch ein feines Sieb geben, um die Gewürze und Fruchtstücke zu entfernen.

06 Den Glühwein heiß in Tassen oder Gläser gießen und heiß servieren.

07 Genieße diesen fruchtigen Glühwein während der kalten Winterabende und teile ihn mit Familie und Freunden.

Voilà, euer fruchtiger Glühwein ist fertig und bereit, eure Sinne zu verwöhnen! Genießt diesen köstlichen Winterdrink in guter Gesellschaft und lasst euch von seinen aromatischen Aromen verzaubern. Cheers und eine frohe und genussvolle Weihnachtszeit! 🍷🎄

24. Dezember

Mini-Quiches mit Schinken und Käse

Mini-Quiches mit Schinken und Käse

Na, ihr Foodies! Ihr habt Lust auf herzhafte Mini-Leckereien, die einfach unwiderstehlich sind? Diese Mini-Quiches mit Schinken und Käse sind perfekt für eure nächste Party oder einfach als Snack zwischendurch. Hier ist das Rezept.

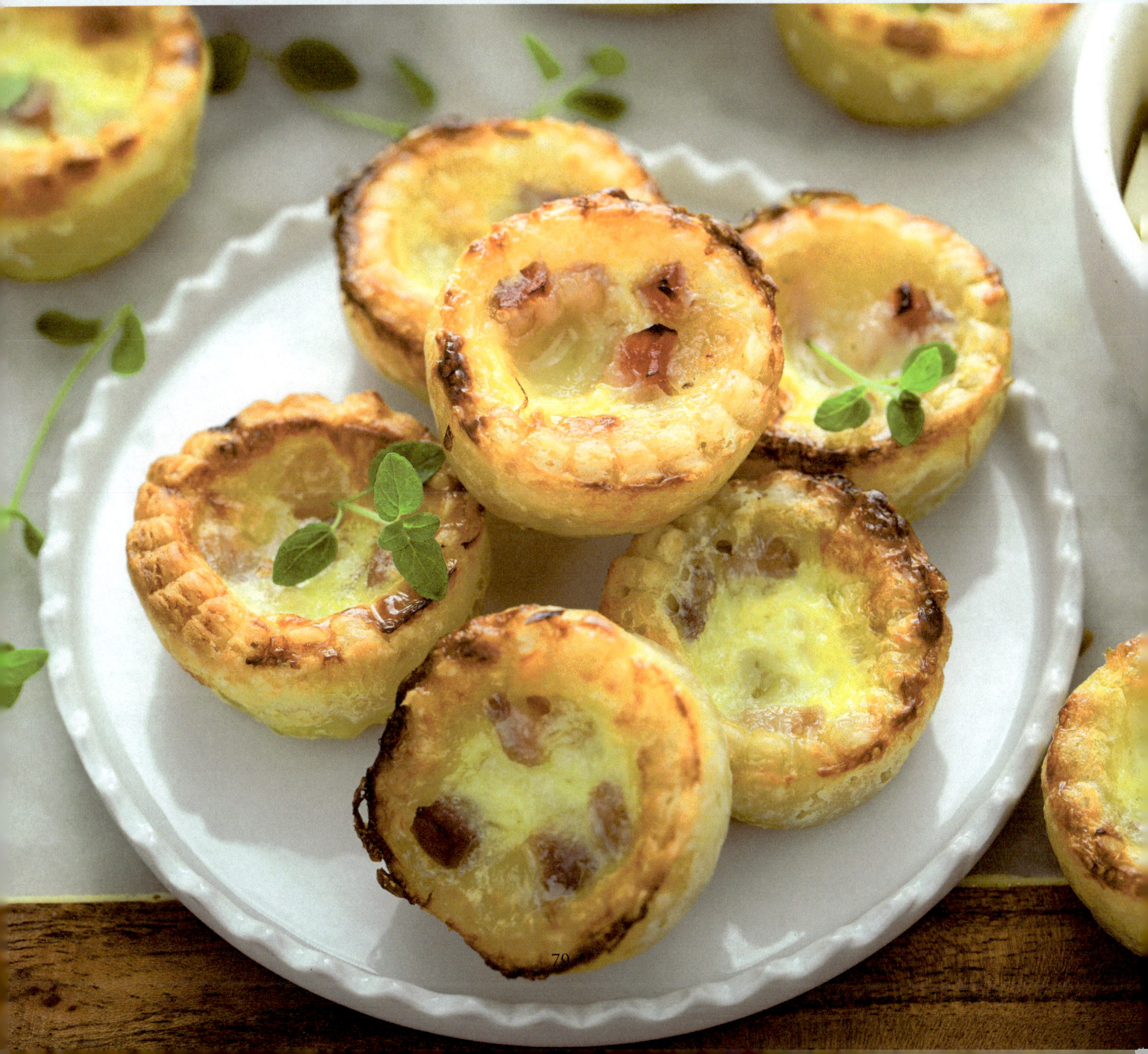

Du brauchst

1 Packung fertiger Blätterteig

100 g gekochter Schinken, gewürfelt

100 g geriebener Käse (z.B. Gouda oder Emmentaler)

3 Eier

100 ml Sahne

Salz und Pfeffer nach Geschmack

Frischer Schnittlauch zum Garnieren (optional)

01 Heizt den Backofen auf 180 Grad Celsius vor und fettet eine Mini-Muffinform leicht ein oder verwendet Papierförmchen.

02 Rollt den Blätterteig aus und schneidet ihn in Quadrate, die groß genug sind, um die Mulden der Muffinform auszulegen.

03 Legt die Blätterteig-Quadrate vorsichtig in die Mulden der Muffinform und drückt sie leicht an den Seiten an.

04 Verteilt die gewürfelten Schinkenstücke und den geriebenen Käse gleichmäßig auf den Teigböden.

05 In einer Schüssel die Eier und Sahne verquirlen. Mit Salz und Pfeffer würzen.

06 Gießt die Eimischung vorsichtig über die Schinken-Käse-Füllung in den Teigböden, bis die Mulden der Muffinform etwa zu drei Vierteln gefüllt sind.

07 Backt die Mini-Quiches im vorgeheizten Ofen für ca. 15-20 Minuten oder bis sie goldbraun und fest sind.

08 Nehmt die Mini-Quiches aus dem Ofen und lasst sie kurz abkühlen. Garniert sie nach Belieben mit frischem Schnittlauch und serviert sie warm oder bei Zimmertemperatur.

Mini-Quiches mit Schinken und Käse sind die perfekte Kombination aus herzhaftem Genuss und einfacher Zubereitung. Sie eignen sich ideal als Fingerfood für Partys oder als leckerer Snack für zwischendurch. Probiert sie aus und lasst euch von ihrem unwiderstehlichen Geschmack verzaubern!

IMPRESSUM

ISBN: 978-3-910277-39-7

Kontakt: Distergold Media
Dubliner Str.1
60327 Frankfurt

Covergestaltung und Satz: Wolkenart - Marie-Katharina Becker,
www.wolkenart.com

Printed in France by Amazon
Brétigny-sur-Orge, FR

25354653R00047